100문 100답

식이장애

Monte Nido Residential Center
Malibu, California
Carolyn Costin 지음

상계백병원 정신과
김봉석 · 김혜영 옮김

圖書出版 하나醫學社

100 Questions & Answers About Eating Disorders

by Carolyn Costin, LMFT, MA, MEd

ORIGINAL ENGLISH LANGUAGE EDITION PUBLISHED BY

Jones and Bartlett Publishers, Inc.

40 Tall Pine Drive

Sudbury, MA 01776

100문 100답을 내면서

'병은 널리 알려라' 란 옛말이 있다. 병을 알려 사람들의 조언도 듣고 빨리 치료 받을 수 있게 하라는 뜻이다. 반대로 병을 숨기다 보면 치료 받을 수 있는 기회를 놓쳐 안 좋은 결과를 초래할 수 있다는 의미도 내포되어 있다. 이 말의 뜻을 백번 이해하면서도 남들에게 쉽게 알릴 수 없는 것이 정신질환이다.

정신질환은 질병 자체의 고통도 적지 않지만, 아직 곱지 않은 주위의 시선 때문에 당사자들을 더욱 힘들게 만든다. 정신질환을 바라보는 부정적인 사회의 시선 때문에 정신질환으로 고통 받는 많은 분들은 노출을 꺼릴 수밖에 없다. 자의 반 타의 반으로 사회의 음지에 머무르게 된다. 어두움에 머무르는 것은 정신질환에 걸린 환자만이 아니다. 정신질환에 대한 지식 또한 공개적으로 토의되고 교환되는 경우가 많지 않다.

이번에 출간하는 정신질환에 대한 100문 100답 시리즈의 가장 큰 의미는, 정신질환에 대한 전문적인 지식과 정보를 누구나 쉽게 접근할 수 있게 해준 점에 있다. 이번 시리즈에서는, 가장 발생 빈도가 높은 정신병인 정신분열병과 양극성 장애(조울증), 소위 현대를 특징짓는 시대의 병이라고 불리는 불안장애 및 공황장애와 섭식장애 그리고 소아와 청소년 질환의 대표적 질병인 주의력 결핍 과잉 행동 장애(ADHD), 여섯 질환에 대한 전문적인 지식과 정보를 담았다. 미국의 각 질환 전문의학자들이 저술한 만큼 내용이 광범위하면서도 충실하다. 그러면서도 어렵지 않게 기술되었다. 번역 또한 각 질병의 전문적인 지식을 가진 정신과 교수와 임상심리 교수에 의해 번역되었다.

100문 100답 시리즈가 일차적으로 정신질환으로 고통 받는 분들과 특히 그 가족들에게 도움이 되기를 바란다. 구체적으로 알기 어려웠던 치료와 관련된 세밀한 지식과 정보–사실 진료실에서 이런 부분들을 자세하게 모두 설명하는 것은 결코 쉬운 일이 아니다–들이 그들에게 많은 도움이 되기를 바란다. 또 각 환자들이 앞으로 자신의 질병을 치료해 나갈 때 좋은 길잡이 역할을 할 수 있기를 바란다. 100문 100답 시리즈는 정신질환에 대한 지식과 정보를 누구나 이해하기 쉽게 저술되었다. 이 시리즈를 통해 정신질환에 대한 일반 대중의 이해 또한 높아지길 기대한다. 그래서 사회 전체가 정신질환을 따뜻하게 바라볼 수 있기를 소망해 본다.

2009년 10월

북한산과 도봉산 그리고 수락산과 불암산에 깃드는 가을을 바라보며

인제대학교 상계백병원 정신과학교실 주임교수 최영민

차 례

제2부 : 식이장애와 관련된 의학적 문제들 *55*

제3부 : 식이장애의 원인 *73*

제4부 : 도움 구하기 *89*

제5부 : 치료 프로그램을 고려해야 할 시기 *127*

제6부 : 식이장애 치료의 철학적 접근 *141*

제7부 : 가족과 주변 사람들을 위한 지침 *161*

서 문

이 책은 독자 여러분이 궁금해 할만한 모든 질문에 답한다면 전집을 만들 수 있을 정도로 방대한 주제에 대한 작은 책이다. 심지어 식이장애의 각 하위유형에 대해서도 책 한 권씩이 쓰여질 수 있다. 하지만 이 책은 신속한 길잡이가 되고자 한다. 크고 복잡한 문제와 질문들에 대해 간단하지만 도움이 되는 답을 찾는 사람들을 위해 쓰여졌으며, 당신의 특정 상황에 맞는 더 자세하고 구체적인 이해와 도움을 제공할 수 있는 자원을 안내해주기 위해 쓰여졌다. 이 책이 당신의 입맛을 돋우기를 바란다. 아마도 당신 주위에 있는 사람들이 도움을 구하게 될 수도 있을 것이다.

식이장애가 있다는 것은 혼란감과 좌절감 및 두려움을 불러 일으키는 복잡한 일일 수 있다. 식이장애의 치료는 비교적 새로우며, 이 **생물심리사회적** 질병에 대한 연구는 지금도 계속되고 있다.(이렇게 강조체로 되어 있는 단어는 용어집에 정의되어 있다.) 내가 십대 때 거식증을 앓았을 당시 이런 책이 나와 있었더라면 좋았을 뻔 했다. 내 부모님께서도 이런 책을 접하실 수 있었더라면 좋았을 것이다.

나는 마치 응접실에 앉아서 사람들의 질문에 답하는 것처럼 이 책을 격식 없이 썼다. 여전히 충분히 답이 되지 못한 질문들도 있을 것이다. 이런 경우를 대비해서 여기에서는 간단히 논의된 부분에 대한 자세한 정보를 얻을 수 있는 자원이 안내되어 있다. 이 책에서 나는 '환자'라는 단어보다는 '내담자'라는 단어를 훨씬 더 자주 사용하는데, 나는 개인적으로 진료할 때에도 '내담자'라는 호칭을 선호한다. 하지만 다른 전문가들이 여러 종류의 호칭을 사용하기 때문에, 이 책에서뿐 아니라 내가 글을 쓸 때에는 두 가지 단어를 모두 사용하곤 한다. 이 밖에도 내가 집필하거나 강의할 때, 그리고 내담자 및 보호자와 면담할 때 사용하지 않으려 주의하는 단어들에는 '거식증 환자', '대식증 환자', 또는 '폭식장애 환자'가 있다. 나는 식이장애가 있는 내담자들을 거식증, 대식증, 또는 폭식장애로 고통받는 사람들이라고 생각하고 지칭하는 것을 선호한다. 그리고 내 내담자들도 스스로를 그렇게 여기기를 바란다. 이렇게 하면 그들이 자신의 질병과 과도하게 동일시하는 것을 막을 수 있기 때문이다. 내담자들은 질병이 아니라 질병이 있는 사람인 것이다. 이에 더해, 나는 내담자들이 이 질병에서 회복될 수 있다고 믿는다. 나는 또한 이 질병들을 기술할 때 흔히 사용되는 축약형을 선호하는데, 예를 들어 '신경성 식욕부진증'이라고 길게 부르지 않고 '거식증'이라고 줄여서 부른다. 나는 말하는 것과 비슷한 방식으로 글을 쓴다. 여러가지 면에서, 이 책의 상당 부분은 내 내담자들이 쓴 것과 마찬가지다. 내가 과거에 치료했거나 현재 치료하고 있는 내담자들의 이야기는 내가 글을 쓸 때 종종 등장하곤 한다. 내담자들은 나에게 많은 것을 가르쳐주었고 그 지식을 나는 여기에서 전달하려 한다. 내담자들의 이야기는 사례에서도 나오는데, 나는 익명 처리한 내담자들과 함께 한 회기에서 직접 그 내용을 발췌했다. 마지막으로, 이 책의 내용이 좀 더 개인적으로 와 닿게 하기 위해서 내담자들이 직접 쓴 글도 함께 실었다.

이 책을 쓸 때, 나는 이 분야의 많은 자원을 사용하고 탁월한 연구자들의 정보를 모았지만 내 의견이 원고를 통해 퍼져있어서 그 맛과 향은 전적으로 나의 것이다. 그것들은 나의 개인적 경험에서 온 정보로부터의 견해이다. 1970년대 초반 내가 겪은 신경성 식욕부진증과의 싸움과 회복, 그리고 1977년 이후로는 식이장애 치료자로서의 경험이 개인적 영향을 크게 미쳤다. 나는 연구자가 아니지만, 아마도 나는 지구상의 누구보다도 식이장애 치료에 더 많은 시간을 썼을 것이다. 나는 내담자와 가족들에게 우리가 수년 동안 함께 얻은 교훈과 공유한 즐거움과 성장에 대해 감사한다. 내가 만난 모든 내담자들은 내가 다음 내담자를 도울 수 있도록 도와 주었다.

나는 남편 Bruce에게 내가 늦은 밤과 새벽에 내담자를 만나도록 해준 것에 대해 고마운 마음을 가지고 있다. 내 부모님과 형제 자매에게는 내가 식이장애가 있는 동안 나를 사랑해주고 훌륭한 사람이 되어 준 것에 대해 감사드린다. 친구들에게는 나의 친구가 되어주고 그 자리에 있어줘서 고맙다는 말을 하고 싶다. 식이장애와의 전쟁을 함께 싸워나가는, 그리고 식이장애 예방을 위해 자신의 삶을 살고 있는 전 세계 곳곳의 내 동료들에게도 감사를 표한다.

나는 내가 살아 있는 동안 식이장애가 근절되리라고 믿지는 않지만, 그렇게 되도록 계속하여 노력해야 한다고 분명히 믿는다. 당신이 몇 킬로그램이 나가는지는가 당신이 누구인지보다 더 항상 중요했던 것은 아니다. 학교는 체지방 수치를 측정해 주고 지방흡입술이 체중감소의 한 방법이 되었으며, 앙상하게 마른 모델이 패션쇼에 나온다. 아이들이 살을 빼기 위해 토하고 식이장애 치료 센터는 정신건강 시설 중 가장 빠르게 성장하는 종류 중 하나이다. 우리는 이런 세계에 계속 살지 않아도 된다. 나는 내담자들에게 다음 세대가 우리를 어떻게 볼까 생각해보라고 한다. 44사이즈가 현재는 고문이라고 여겨지는 중국의 옛 풍습인 전족에 비교되지 않을까? 똑같은 나이와 키와 몸무게의 여성들이 거식증을 치료하기 위해 수천불을 소비하는 동안, 건강을 해칠 정도로 마른 몸을 유지하며 하루에 수천불씩 받는 패션 모델들의 사진을 보면 무슨 생각이 들까? 나는 현 세대가 이 유행을 바꿀 수 있기를, 그래서 미래의 세대가 우리가 잘못된 점을 깨닫고 고친 것을 볼 수 있기를 바란다. 나는 이것이 가능하다고 믿는다. 하지만 그러기 위해서는 우리 모두 정신을 차리고 진짜 중요한 것에 관심을 가져서 '겉모습보다 속마음이 중요하다'는 말을 현실로 바꾸어야 한다. 나는 이것을 위해 매일 일하고 있으며, 이 주제에 대해 관심을 가진 독자 여러분도 그러기를 희망한다.

캘리포니아 말리부에서
캐롤린 코스틴

도 입

나는 천직을 찾게 되는 행운을 누렸다. 내 작업은 도전적이지만 보람 있고 사람들의 인생에 영향을 준다. 나는 식이장애가 있는 내담자와 그 가족들 및 보호자들과 일하는 것을 사랑한다. 나는 성인기 전부와 청소년기의 대부분을 식이장애에 빠져서 보냈는데, 15세에서 22세까지는 신경성 식욕부진증을 겪으면서, 그리고 23세 이후부터는 회복의 과정 후에 이 병으로 고통받는 다른 사람들을 치료하면서 살았다. 내가 회복된 후에는 다른 사람들도 회복될 수 있다는 점을 믿어 의심치 않았고, 이 신념은 성공적인 치료에 상당한 도움을 주었다. 나는 식이장애의 영역과 더불어 성장하였고 식이장애를 가진 사람들이 늘어나고 그들을 치료하는 치료 전문가, 치료 프로그램과 치료 철학이 증가하는 것을 보아 왔다.

식이장애는 황폐화시키는 질병이며 그렇게 인식될 필요가 있다. 오랜 시간이 걸렸지만, 이제는 대중과 전문가들이 식이장애가 단지 다이어트를 심하게 하는 것이거나 부자 백인 소녀들이 행동화하는 것이 아니라는 점을 인식하게 된 것 같다. 하지만 여전히 접하게 되는 잘못된 견해들이 있는데, 예를 들면 "정상 체중이고 정상적으로 보이면 식이장애가 없다", "먹은 것을 토해내면 대식증이다", "식이장애는 통제와 관심을 얻고자 하는 것이다" 등이 있고, 가장 최근에는 "식이장애는 유전이다"라는 생각도 가지고 있는 것 같다. 나는 이 책에서 이런 잘못된 생각들과 또 다른 허구를 떨쳐버리기를 희망한다.

나는 식이장애에 관해 답해주고 싶은 1,000개의 질문을 생각할 수 있지만 그 중 900개는 다른 글, 강의 혹은 워크샵을 위해 아껴야만 할 것이다. 나를 아는 대부분의 사람들은 내가 이 주제에 대해서 할 말이 많다는 것을 안다. 이 분야에 관해 여러 가지 방법과 환경 속에서 일한 지난 30년 동안 나는 많은 것을 배웠고 이 점들을 다른 사람들과 나누고 싶다. 1970년대 후반에 개인 치료자로 시작해 거식증, 대식증과 폭식장애 혹은 이런 질병의 변형을 보이는 개인들을 만나면서 나는 경험을 쌓아왔다. 결국 만나기는 했지만, 그 당시에는 나를 도와줄 어떤 책도, 배움을 줄 스승도 찾을 수 없었다. 이 초기 시기에 나는 요즘에도 여전히 사용하고 있는, 식이장애를 다룰 방법을 개발하였다. 모든 사람이 식이장애의 자기와 건강한 자기를 가지고 있고 치유는 이 두 자기가 통합될 수 있을 때 일어난다는 개념 말이다. 따라서 내 모든 치료 방법과 전략과 개입의 기저에는 각 개인의 건강한 자기를 강화시켜야 한다는 신념이 있다. 이 개념은 식이장애 자기를 제거시키기보다는 고통과 문제를 인식하고 다른 방식으로 다룰 수 있게 도와주는 안내자로 바꾸는 것이다.

이런 방법은 식이장애를 질병으로 바라보고, 문제가 있는 일반적인 사람들을 바라볼 수 있는 희망적인 방법이다. 이 방법은 효과가 있었고, 오늘날 나는 상상할 수 있는 모든 식이장애로 고통받았던 수많은 사람들이 완전히 회복된 것에 대해 감사한다. 나는 뚱뚱해지는 것이 두려워서 먹지 않고 굶어 죽는 8살짜리 소녀를 본 적이 있다. 하제를 너무 많이 사용해 장에 문제가 생겨서 대소변을 처리하게 위해 큰 봉지를 착용하고 지내야 하는 65세 여성도 보았다. 직면하기 어려운 자신의 동성애 문제로부터 자기 자신과 부모님의 주의를 전환시키기 위해 식이장애를 선택한 대식증이 있는 젊은 남성도 있었다. 일란성 쌍둥이 중에서는 둘 다 거식증이 있거나, 한 명은 거식증이 있고 다른 한 명은 대식증이 있거나, 한 명은 식이장애가 있지만 다른 한 명은 없는 경우도 보았다. 어떤 경우에는 쌍둥이 중 한 명은 거식증이 있었고 한 명은 대식증이 있었는데, 대학교에 들어간 이후 서로 반대의 식이장애를 가지게 되었다. 마치 둘의 합친 몸무게가 항상 동일하게 유지되어야 하는 것처럼 보였다. 나는 또한 가장 끔찍한 형태의 남용을 당한 사람들이 그 결과로 가장 심각한 식이장애를 겪다가 점점 나아져서 완전히 회복되는 경우도 본 적이 있다. 초기에는 다른 진단이나 합병증이 없었고 좋은 지지체계도 있었지만 병이 질질 끌면서 만성화된 사례도 있었다. 사람들은 식이장애로 사망하기도 하는데, 그래서는 안 될 것이다. 앞으로 우리가 노력해서, 곧 어떤 이도 식이장애에 굴복하는 일이 없기를 희망한다.

이 책은 내가 대중, 식이장애가 있는 사람들과 그들의 사랑하는 사람들, 그리고 전문가들에게서 흔히 듣는 질문들에 대한 답변을 제공한다. 식이장애라는 질병과, 이 질병을 일으키는 다양한 문제들과, 이 질병이 야기하는 수많은 문제들에 대한 개관을 제공한다. 언제, 어떻게, 왜 병에서 나아져야 하는지에 대한 근거 있는 제안도 포함되어 있다. 바라기는 가족 및 주위 사람들이 이 질병에 어떻게 더 잘 접근하고 대처할 수 있는지 방법을 배우고 사랑하는 사람을 위해 도움을 구하도록 준비되었으면 한다.

나는 또한 가능한 치료 종류 및 다양한 치료 전문가에게서 기대할 수 있는 점들에 대해서도 개관해 놓았다. 이 장애를 치료하는 다양한 철학적 접근법들에 대해서 간략하게 설명해 놓았다. 개인치료, 집단치료, 가족치료를 할 때 치료실의 닫힌 문 뒤에서 어떤 일이 일어나는지를 알려주고 영양사가 전체 치료 계획에 있어 어떤 역할을 하는지도 설명한다. 또한 외래 치료가 효과가 없을 때에는 어떤 방법이 있는지도 적어 놓았다. 모든 가능한 치료 방법들에 대해 알아보다 보면 지칠 수 있기 때문에, 나는 이 책에 각 방법이 어떻게 도움이 되는지 간단하게 묘사해 놓았다. 요즘에는 대안 치료법들이 점점 인기를 얻고 있는 추세여서 가장 흔히 사용되는 방법들에 대해서도 소개해 놓았다. 마지막으로 나는 예방에 대해 이야기하면서 독자들에게 어떻게 이 중요한 노력에 참여할 수 있는지에 대한 힌트를 주려고 한다.

나는 이 책이 길잡이 역할을 할 뿐 아니라 누군가에게 도움을 받도록, 누군가에게 도움을 주도록, 심지어는 현재 우리 문화에서 너무나 팽배한 식이장애 및 신체상에 대한 불만족감을 예방하기 위해 우리 모두가 힘쓰도록 동기를 부여할 수 있기를 바란다.

제 1 부

식이장애의 개요

- 식이장애란 무엇인가요?
- 신경성 거식증과 신경성 대식증간의 차이는 무엇인가요?
- 나는 폭식은 하지만 하제 사용은 하지 않는데, 이것도 식이장애인가요?

등등…

Q1 식이장애란 무엇인가요?

식이장애는 다양한 형태의 강박적이고 충동적이며 건강하지 않은 섭식과 몸무게 조절 습관으로 나타나는 질환이다. 식이장애는 대개 다이어트로 시작되지만, 이 장애는 단지 음식과 체중에 관한 것만은 아니다. 식이장애를 앓고 있는 개인들은 또한 자기가치감의 문제, 우울증, 불안, 혹은 다른 정신과적 증상으로부터 고통을 받기 쉽다. 또한 의학적 합병증이 이 장애에서 나타나는데, 저체온증과 탈모증에서부터 식도 파열에까지 이른다. 식이장애는 일반적으로 유전적, 생물학적, 심리적, 문화적인 것을 포함한 다양한 원인이 있는 것으로 이해된다. 식이장애의 주된 세가지 유형은 신경성 거식증, 신경성 대식증, 폭식장애가 있다. 첫 두 가지는 DSM-IV-TR 4판에 포함되어 있다. 보상적인 체중감소 행동과 연관이 없는 독특한 특징을 갖는 폭식장애는 아직 별개의 질환으로 구분되지는 않았지만 달리 분류되지 않는 식이장애라는 또 다른 진단적 범주로서 DSM-IV-TR에 포함되어 있다. 이 범주는 신경성 거식증 혹은 신경성 대식증과 비슷하지만 증상 기간이나 필수적인 특징에는 미달하므로 진단 기준에는 부합하지 않는 증후군을 포함한다. 달리 분류되지 않는 식이장애의 범주에는 또한 폭식장애처럼 신경성 거식증이나 신경성 대식증과는 다소 다른 장애들도 포함되어 있다. 폭식장애는 또한 진단적 범주에 포함하도록 제안된 DSM-IV-TR의 부록 B에 올라 있는 목록 중 하나이다.

> **식이장애**는 거의 항상 다이어트로 시작하기는 하지만, 단순히 음식과 체중에 관한 것이 아니다.

다양한 식이장애를 이해하기 위해서는 DSM-IV-TR의 진단기준을 직접 보는 것이 도움이 될 것이다.

신경성 거식증의 DSM-IV-TR 진단기준

A. 연령과 신장에 비하여 체중을 최소한의 정상 수준이나 그 이상으로 유지하기를 거부한다(예:기대되는 체중의 85% 이하를 유지하기 위해 체중을 줄이거나, 성장 기간 중 기대되는 체중 증가에 실패하여 정상 체중의 85% 이하가 되는 것).

B. 낮은 체중임에도 불구하고 체중 증가와 비만에 대한 극심한 두려움이 있다.

C. 체중과 체형이 체험되는 방식이 왜곡되고, 체중과 체형이 자기 평가에 지나친 영향을 미치며, 현재의 낮은 체중의 심각함을 부정한다.

D. 월경이 시작된 여성에서 무월경, 즉 적어도 3회 연속적으로 월경 주기가 없다(만약 월경 주기가 에스트로겐과 같은 호르몬 투여 후에만 나타날 경우 무월경이라고 간주된다).

제한형: 신경성 거식증의 현재 삽화 동안에 규칙적으로 폭식하거나 하제를 사용하지 않음(즉, 스스로 유도하는 구토 또는 하제, 이뇨제, 관장제의 남용이 없음).

폭식 및 하제 사용형: 신경성 거식증의 현재 삽화 동안 규칙적으로 폭식하거나 하제를 사용함(즉, 스스로 유도하는 구토 또는 하제, 이뇨제, 관장제의 남용이 있음).

다음의 예는 신경성 거식증의 진단 범주에 들어가는 환자들의 다양성을 보여준다. 이것은 이 질환과 연관된 고정관념을 없애는 데에 중요하다.

사례1. 질: *질은 16세 백인 소녀로, 고등학교 육상팀의 스타이다. 최근 체중이 심각하게 감소해서 어머니가 그녀를 나에게 데리고 왔다. 또한 질은 채식주의자*

로 변했고 이미 먹었다고 말하거나 나중에 먹겠다고 얘기하면서 종종 식사를 걸렀다. 그녀는 우수한 학생이었고 문제를 일으킨 적이 한번도 없었기 때문에, 부모님이 너무 오랫동안 문제를 내버려두었다. 질은 기분이 쉽게 변했고 짜증을 잘 냈으며 심하게 말라 보였다. 실제로 키 173cm에 최근에 진료실에서 잰 체중이 46kg이었다. 또한 나는 그녀가 더 이상 생리를 하지 않는다는 사실도 알게 되었다. 그녀의 생리주기는 약 1년 전에 멈추었지만, 다른 육상부원들도 더 이상 생리를 하지 않았기 때문에 그녀도 별로 대수롭지 않게 생각하고 있었다. 그녀는 이 부분에 대해서는 부모님께 이야기하지 않았다. 질은 명랑하고 다소 내성적이었으며, 자신이 보기에는 좋아 보이지만 부모님과 의사 때문에 약간의 체중을 늘릴 필요가 있겠다고 말했다. 하지만 자신이 식이장애가 있는지에 대해서는 확신하지 못했다. 나는 질에게 며칠 동안 음식 목록을 작성해오라고 해서 그녀가 하루에 900칼로리만 섭취한다는 사실을 알아 냈다. 더 많이 먹기를 제안했을 때 질은 달가워하지 않았다. 질은 구토하거나 하제를 사용하지 않는다고 했지만, 육상 부원치고도 과도한 정도의 운동을 하는 것 같았다. 질은 정규적인 연습보다 더 많이 했다.

*질은 **신경성 거식증, 제한형**의 진단 기준을 만족하였다.*

사례2. 앨리 : *앨리는 두 자녀를 둔 아시아 혼혈 40세 기혼 여성이다. 그녀는 어린 시절을 일본에서 일본인 아버지와 미국인 어머니와 함께 보냈다. 십대 때는 다이어트를 반복했으며 여러 방법을 사용했다. 심지어 구토를 시도해서 먹은 음식을 토해낸 적도 몇 차례 있었고 하제를 사용한 적도 있었다. 그녀의 체중은 대학 시절 예외적으로 몇 파운드가 줄기도 했지만, 그녀의 부모님으로부터 압박을 받자 돌아왔으며 최근 몇 년 동안은 정상 체중을 유지했었다. 이제는 남편과 두 아이를 둔 정규직 선생님이 된 앨리는 현재 삶의 스트레스 때문에 나를 찾아왔다. 그녀는 남편이 자신을 떠날 것이라고 위협했다고 말했고 자신의 결혼 생활을 지키고자 치료를 받으러 왔다. 그녀는 수척하고 허약해 보였다. 앨리는 지난 6~7개월에 걸쳐서 체중이 약 11kg 감소됐다고 말했다. 이유는 스트레스와 수면 문제 때문이라고 했다. 또한 가끔씩 하제를 사용한다는 사실을 인정했는데, 변비가 있어서 사용해야만 한다고 했다. 다이어트와 모든 체중 감소 행동에 대해 자세히 물어보았을 때에도 구토에 대해서는 말하지 않았*

다. 하지만, 구토를 유도해서 음식을 토해내는 적이 있냐고 구체적으로 묻자, 특정한 음식을 먹거나 너무 많이 먹고 나면 '메스꺼울' 때가 있다고 했다. 그리고 이것이 구토를 의미하는지 물었을 때 그렇다고 했다. 그녀는 때때로 과식을 할 때마다 그것을 폭식이라고 생각했는데 실제로 얼마나 많은 양을 먹었는지는 정확히 알지 못했고 그것에 대해 더 자세히 얘기하는 것도 원치 않았다. 생리에 관해 물었을 때 앨리는 마지막 생리주기가 언제였는지는 몰랐지만 적어도 몇 개월 전이었다는 사실은 분명해졌다. 하지만 어렸을 때조차 생리가 불규칙적이었기 때문에 별로 신경을 쓰고 있지도 않았다. 앨리는 체중 감소, 변비, 또는 불면에 대해 상의하러 의사를 만난 적이 없었다. 그녀의 키는 162cm였지만 체중은 알지 못했다. 의사에게 보내서 측정해보니, 키는 정확했고 체중은 39kg였다.

앨리는 ***거식증 폭식/하제 사용형***의 진단기준을 만족하였다.

사례3. 케빈: 케빈은 몸무게가 9kg 가량 줄었을 때 어머니가 나에게 데리고 온 9세 소년이었다. 152cm의 키에 9kg였던 케빈은 마르고 허약해 보였지만 굉장한 에너지를 가지고 있었다. 검사 동안 케빈은 불안해 보이고 정신이 팔린 듯 보였지만 협조적이었다. 나는 케빈과 그의 어머니로부터 케빈이 아버지가 심장마비를 겪고 다이어트를 시작한 후부터 음식을 적게 먹기 시작했다는 사실을 알게 되었다. 케빈은 아버지가 지방과 후식을 줄이고 영양성분 표를 읽으며 생애 처음으로 운동을 시작한 점을 알아차렸다. 가족 안에서는 영양과 건강에 대해 많은 이야기가 오갔다. 케빈은 이런 것들을 심각하게 받아들였고, 처음에는 가족들이 케빈이 아버지의 좋은 식습관을 따른다고 칭찬해주었다. 어머니는 케빈 대신 도시락을 싸주기로 결정했지만, 케빈은 학교에서 어머니가 싸준 쿠키와 비스킷은 쓰레기통에 버렸다. 케빈은 살이 더 빠졌고, 아버지가 개입해서 훈계하고 먹게 만들려고 노력했다. 아버지는 케빈이 저녁을 먹게는 만들 수 있었지만 직장 때문에 낮에는 함께 있지 못했다. 케빈은 아침을 먹는 척 했지만, 사실은 휴지나 가방에 숨기곤 했다. 그리고 아침을 많이 먹을수록 학교에서 점심을 더 많이 버렸다. 케빈은 몸무게가 조금이라도 느는 것을 끔찍히 두려워했고, 부모님에게는 더 빼지 않겠다고 확신시키면서도 몸무게를 계

속 줄여 나갔다. 또한 케빈은 뚱뚱하거나 뚱뚱해 보이는 것에 대해 늘 이야기 했다. 그는 체지방에 강박적으로 집착하고 있었고 체지방 검사를 해보고 싶어 했지만 어머니가 거절하자 울음을 터뜨렸다. 어머니가 케빈을 주치의에게 데리고 가자, 의사는 식이장애 전문가에게 상담을 받도록 권유했다.

*케빈은 **신경성 거식증 제한형**의 진단기준을 만족하였다.*

신경성 대식증의 DSM-IV-TR 진단기준

A. 폭식의 반복적인 삽화. 폭식의 삽화는 다음 두 가지 특징이 있다.

1. 일정한 시간 동안(예: 2시간 이내) 대부분의 사람들이 유사한 상황에서 동일한 시간 동안 먹는 것보다 분명하게 많은 양의 음식을 먹는다.
2. 삽화 동안 먹는데 대한 조절 능력의 상실감이 있다(예: 먹는 것을 멈출 수 없으며, 무엇을 또는 얼마나 많이 먹어야 할 것인지를 조절할 수 없다는 느낌).

B. 스스로 유도한 구토, 또는 하제나, 이뇨제, 관장약, 기타 약물의 남용, 또는 금식이나 과도한 운동과 같은, 체중 증가를 억제하기 위한 반복적이고 부적절한 보상 행동이 있다.

C. 폭식과 부적절한 보상 행동 모두 평균적으로 적어도 1주에 2회씩 3개월 동안 일어난다.

D. 체형과 체중이 자기 평가에 과도한 영향을 미친다.

E. 이 장애가 신경성 거식증의 삽화 동안에만 발생되는 것은 아니다.

하제 사용형: 신경성 대식증의 현재의 삽화 동안 정규적으로 구토를 유도하거나 하제, 이뇨제, 관장약을 남용한다.

하제 비사용형: 신경성 대식증의 현재의 삽화 동안 금식이나 과도한 운동

과 같은 부적절한 보상 행동을 하지만, 정규적으로 구토를 유도한다거나 또는 하제, 이뇨제, 관장제를 남용하는 행동은 하지 않는다.

신경성 대식증은 다양한 형태로 나타나는 질환이다. 많은 가능한 예들 중 3가지가 다음에 나와 있다.

사례1. 헤나: *헤나는 30세의 기혼 백인 여성으로 나의 치료 센터인 Monte Nido를 방문하였다. 그녀는 똑똑했고 조리 있으며 약물사용과 섭식문제 둘 다의 병력이 있는 직업 여성이었다. 최근에 그녀는 약물과 알코올 남용에 대한 치료를 마쳤지만 집으로 돌아왔을 때 폭식과 하제 사용을 조절하지 못하였다. 약물 치료 프로그램 동안에도 대식증이 지속되었지만 그녀가 이것을 매우 잘 숨겼기 때문에 직원들은 모르고 있었다. 약물 없이 그녀는 통제력을 잃은 것처럼 느꼈고, 모든 종류의 과거의 성적 학대의 고통스러운 이미지가 떠올랐다. 헤나는 하루에 3~4번 폭식과 제거를 하였고 일을 하거나 치료에 오는 것도 힘들어 하였다. 그녀의 치료 기록에 따르면 헤나는 167cm에 104kg였다. 헤나는 그녀의 몸무게에 집착했으며, 깨어있는 대부분의 시간 동안 살 빼는 것에 대해 생각했다. 가끔은 만약 살을 빼지 못한다면 지금의 몸으로는 살수 없을 것이라고 생각하기도 하였다. 헤나의 남편은 식이장애가 그렇게 나쁜 것인지 몰랐으며 약물 및 알코올 문제를 극복하기 위해 식이장애를 사용하고 있는 것인 줄 알았다고 말했다. 헤나는 치료에 대한 동기가 있어 보였고, 나아지고 건강한 삶을 살기 위해 할 수 있는 마지막 일이 식이장애를 없애는 것이라고 믿었다. 헤나는* ***신경성 대식증 하제 사용형****의 진단기준을 만족하였다.*

사례2. 세넌: *세넌은 아일랜드 출신의 통제불능인 18세 청소년이다. 내가 처음 그녀를 보았을 때 그녀는 차를 부수고, 음주운전으로 인해 소환장을 받았고, 부모님의 신용카드를 훔쳤으며, 머리를 오렌지색으로 염색했으며, 학교를 자퇴했으며, 몇 개의 문신과 피어싱을 하고 있었다. 그녀의 목소리는 많은 구토와 흡연으로 인해 거칠었는데, 재미있게도 구토와 흡연 모두 하루에 15번*

정도 하는 것으로 밝혀졌다. 심각한 식도역류가 있었는데, 약은 부분적으로 도움이 될 뿐이었다. 셰넌은 이미 두군데의 다른 치료 센터를 방문했었고 몇몇 치료자 및 정신과 의사를 만나본 상태였다. 또한 5가지 종류의 약을 복용하고 있었는데, 약이 도움이 되는지는 전혀 느끼지 못하고 있었다. ***주의력결핍 과잉행동장애***의 진단을 받은 적도 있었지만, 약을 친구에게 팔아서 함께 코로 흡입했기 때문에 정신과 의사가 더 이상의 약을 처방하는 것을 거부하였다. 부모님도 약을 더 이상 사주지 않겠다고 했다. 그녀는 거주 혹은 낮병동 치료를 위한 평가를 위해 방문했고 어떤 치료든지 개의치 않는 것처럼 보였지만 부모님은 24시간 보호 치료 시설을 원했다. 셰넌의 부모님들은 더 이상 어찌할 바를 모르고 있었고, 딸이 이번에는 정말로 도움을 받고 치료를 계속 받기를 원했다. 하지만 치료 회기에서 부모님들은 주장을 펼치거나 강경한 태도를 보이지 않았다. 셰넌은 이전 치료에서는 너무 일찍 그만 두어서 도움을 받지 못했거나 재발을 경험하곤 했다. 이번 치료는 무엇이 다른지 물었을 때, 셰넌은 "나는 이 병과 그와 관련된 모든 나쁜 경험들이 지긋지긋해요. 나는 정말 나아지고 싶어요." 라고 대답했다.

셰넌은 ***신경성 대식증 하제 사용형***의 진단기준을 만족한다.

사례3. 에릭: 20세의 에릭은 뛰어난 육상선수이자 수영선수이다. 사실 에릭은 나를 처음 만났을 때 자전거 기술을 향상시키고 트라이애슬론 선수가 되려 하고 있었다. 그는 매력적이었고 살아오면서 거의 항상 많은 친구들과 여자 친구들이 있었다. 트라이애슬론 선수가 되기 원하는 것 외에도 에릭은 지압요법사가 되고 싶어했고 건강에 대해 공부도 하고 있었다. 그는 몇 년 동안 점점 건강에 신경을 쓰게 되었고 체지방을 거의 없는 수준인 5%에 이를 정도로 줄여 나갔다. 에릭은 운동 시간을 점점 늘려 나가서 사실상 친구들은 거의 만나지 못했다. 또한 지난 몇 년동안 몇 명의 여자친구들이 그의 이기적임과 운동에 대한 강박에 불평을 하면서 떠나갔다. 그는 자신이 사랑하고 결혼을 원하는 여자 친구의 간청으로 인해 나를 방문했다. 에릭의 코치도 그의 식습관과 전반적인 건강에 대해 걱정하고 있었다. 에릭은 쉬지도 않았고, 자주 금식했고, 부상을 자주 당했으며, 운동 성적도 그전만큼 좋지 않았다. 첫 번째 치료 회기에

는 에릭의 코치와 여자친구도 와서 자신들의 염려를 털어놓았다. 만약 그들이 같이 오지 않았다면 에릭은 결코 오지 않았을 분위기였다. 내가 에릭을 본지 3 개월이 지나서야 그는 일주일에 몇 번씩 밤늦게 몰래 폭식을 하는 것을 인정했고 더 이상 손을 쓸 수 없게 되었다고 생각한다고 말했다. 그는 구토를 통해 먹은 음식을 제거하려 했지만 너무 어려웠고 신체적으로도 힘들었기 때문에 대신 코치의 추천 이상으로 많은 양의 운동을 했고 절대 쉴 수 없었던 것이다. 에릭은 다이어트 약도 먹어 보았었다. 그는 몇 년 전에 기수들이 살을 빼는 방법이 적혀 있는 책인 Seabiscutt을 읽으면서 아이디어를 얻었다고 말했다. 에릭은 살찌는 것과 신체를 망쳐서 트라이애슬론 선수가 될 기회를 잃어버리는 것을 두려워했지만 먹는 것을 멈출 수가 없었다. 그 식습관은 점차 더 길어졌고 때로는 밤늦게까지 이어지면서 수면 부족에 이르기도 하였다. 마침내 에릭은 모든 증상을 솔직히 털어놓으면서 기분이 나아지는 것을 느꼈고 치료를 받기 시작하였다.

에릭은 ***신경성 대식증, 하제 비사용형****의 진단 기준을 만족하였다.*

달리 분류되지 않는 식이장애의 DSM-IV-TR의 진단기준

달리 분류되지 않는 식이장애의 기준은 어떤 식이장애 진단 기준에도 맞지 않을 경우를 위해 만들어졌다. 예를 들면 다음과 같은 경우가 있다.

A. 여성에 있어서 신경성 거식증의 모든 진단 기준을 충족시키지만, 규칙적인 월경이 있는 경우.

B. 신경성 거식증의 모든 진단 기준을 충족시키고 현저한 체중감소가 있지만 현재의 체중이 정상 범위인 경우.

C. 신경성 대식증의 모든 진단 기준을 충족시키지만, 폭식과 부적절한 보상 행동이 1주에 2회보다 적게 나타나거나 또는 기간이 3개월보다 짧은 경우.

D. 정상 체중을 가진 개인이 소량의 음식을 먹은 후 부적절한 보상 행동을 정규적으로 나타내는 경우(예: 두 개의 쿠키를 먹은 후 스스로 구

토를 유도함).

E. 많은 양의 음식물을 반복적으로 씹고 내뱉으나 삼키지는 않음.

F. 폭식장애: 신경성 대식증의 특징인 부적절한 보상 행동이 정규적으로 일어나지는 않고 반복적인 폭식 삽화만 있는 경우.

달리 분류되지 않는 식이장애는 거식증 혹은 대식증의 모든 진단 기준을 만족하지 않는 다양한 식이장애들의 범주이다. 이 범주에 속하는 환자들의 증상은 매우 심각할 수 있고 아직은 완전한 거식증 혹은 대식증으로 발전되지 않았을 수 있다. 다음에 두 가지 예가 나와 있다.

사례1. 매기: *매기는 정상 체중이지만 끊임없이 외모와 체중에 집착하는 흑인 대학생이다. 그녀는 자주 다이어트를 했고, 친구들과 밤늦게 술을 많이 마신 후에는 구토도 했다. 그녀는 폭식은 한번도 하지 않았다. 그녀는 폭식이라면 끔찍하게 생각했고 자신은 절대 하지 않겠다고 다짐했다. 매기는 161cm에 51kg의 정상 체중이었지만 생리가 멈추었다. 그녀는 지난 3개월 동안 생리가 없었지만 그 전에도 한 해 가량 생리가 불규칙적이었다고 말했다. 그녀는 늘 칼로리를 계산했고 지방이 함유된 음식은 모두 거부했다. 매기가 지방에 집착하기 시작한 것은 그녀의 아버지가 엄격한 다이어트를 할 때부터였다. 그녀는 가끔 술을 마셨지만 이런 일은 드물었다. 음식과 직면해야 하는 두려움 때문에, 매기는 점점 더 고립되어 갔다. 심지어 다른 사람들이 먹는 것을 보는 것도 힘들었다. 그녀가 하루에 섭취하는 칼로리는 500에서 1500사이였다. 그녀가 먹는 음식의 종류는 얼린 요거트, 단백질 바, 커피 음료, 샐러드, 그리고 가끔 초밥 등 매우 제한적이었다. 매기는 결코 안전하다는 느낌을 받지 못하고, 무엇을 먹어야 할지도 모르겠고, 몸이 편안하다는 느낌도 없다면서 눈물을 글썽였다.*

매기는 ***달리 분류되지 않는 식이장애****의 진단기준에 부합하였다.*

사례2. 네이트: *네이트는 81kg이나 감량한 후에 나를 찾아왔다. 그는 이제는 177cm에 75kg 밖에 되지 않았지만 여전히 자신을 156kg의 사람으로 생각하*

고 있었다. 네이트는 고등학교와 대학교에서 풋볼 선수였지만 항상 과체중이었고 그의 종목에서 잘하지 못했다. 대학 졸업 후에 네이트는 수비수로는 유용했던 156kg의 체중이 더 이상 실제적 도움이 되지 않았기 때문에 다이어트를 시도했다. 또한 훈련을 멈추었고 훈련으로 생겼던 근육이 사라지게 되었다. 네이트는 기분이 너무 안 좋았고 자신이 뚱뚱한 것 같았고 역겹다고 말했다. 네이트는 가끔씩 몇 kg 정도를 감량했지만 체중이 금방 다시 돌아오곤 했다. 네이트는 자신의 몸이 부끄러웠고 다시는 장기간의 연애를 하지 못할까봐 두려워했다. 결국 네이트는 체중 감량을 위해 바이패스 수술을 결정했다. 수술 후에 네이트는 체중을 감량하기 시작했지만, 이것에 대해 강박적으로 변했다. 그는 하루에도 몇 번씩 체중을 재고 기록하였다. 또한 네이트는 수술 후에 만났던 영양사가 제안해서 식사를 부분적으로 감량하였다. 그러나 네이트는 너무 많이 제한하기 시작해서 식단에서 거의 모든 음식을 배제하기 시작했다. 내가 네이트를 처음 봤을 때 그는 하루에 약 600칼로리를 섭취하고 있었고 몸무게가 느는 것에 대한 두려움 때문에 새로운 음식을 추가할 수가 없었다.
*네이트는 **달리 분류되지 않는 식이장애**의 진단기준에 부합하였다.*

폭식 장애의 DSM-IV-TR 연구 기준

A. 반복적인 과식 삽화. 과식 삽화는 다음 두 가지 점으로 특징 지어진다:

1. 비슷한 시간과 비슷한 환경에서 일정한 시간 동안(예: 2시간 내) 대부분의 사람들이 먹는 양보다 확실히 더 많은 양의 음식을 먹는다.
2. 삽화 동안 먹는데 대한 통제력을 상실하는 느낌(예: 먹는 것을 멈출 수 없다는 느낌, 무엇을 얼마나 먹는지를 통제할 수 없다는 느낌)

B. 폭식 삽화에 다음 중 3가지(또는 그 이상)가 동반된다.

1. 정상보다 훨씬 더 빨리 먹는 것
2. 불편할 정도로 배가 부를 때까지 먹는 것
3. 신체적으로 배고프다고 느끼지 않을 때 많은 양의 음식을 먹는 것
4. 자신이 많이 먹는 것이 부끄러워서 혼자 먹는 것
5. 과식 후 자신에 대해 혐오감, 우울감, 또는 심한 죄책감을 느낌

C. 과식과 연관되는 심각한 고통이 있다.

D. 과식은 평균적으로 6개월 동안 1주에 적어도 2일 간 있어야 한다.
주의: 빈도를 정하는 방법은 신경성 대식증에서 사용되는 방법과는 다르다. 앞으로의 연구는 과식이 일어났던 날자 수를 셀 것인지, 과식 삽화의 수를 셀 것인지, 빈도의 진단 기준을 정하는 보다 좋은 방법을 제시해야 할 것이다.

E. 과식이 규칙적인, 부적절한 보상 행동(일부러 구토함, 굶기, 과다한 운동)과 관련되어 있지 않으며, 신경성 거식증, 신경성 대식증의 경과 중에만 발생되는 것은 아니다.

다음의 예는 2개의 서로 다른 나이 집단에서의 폭식을 보여줄 것이다.

사례1. 데비: *데비는 14세 생일이 지나고 얼마 되지 않아 부모님과 함께 방문하였다. 데비는 소아과 의사에 의하면 과체중이었고 체중 감량에 도움이 필요했다. 그녀의 부모님은 영양사를 만나게 했지만 데비는 그녀를 싫어했고 얘기하기를 거부했다. 영양사는 그들에게 나를 만나보도록 권유했다. 처음 몇 회기 동안 데비는 아무 문제도 없는 것처럼 행동했고 왜 나를 만나야 하는지 이해하지 못했다. 그녀는 자신의 체중이 부모님의 문제이지 자신의 문제가 아니라고 했다. 나는 데비에게 체중이나 식습관에 대해 이야기하지 않기로 결심했다. 그래서 우리는 데비의 관심사, 부모님, 학교 생활, 친구들에 대한 이야기를 나눴다. 이런 이야기를 하다가 데비는 자신이 학교에서 괴롭힘을 당한다는 사실을*

털어놓았고 체중에 대한 이야기도 하게 되었다. 나는 데비를 혼자 만나기도 했고 가족과 함께 만나기도 했다. 나는 먼저 부모님께 딸의 음식을 조절하려는 시도를 멈추도록 요구했다. 데비는 괴롭힘에 대해 이야기하고 나자, 다른 어려운 주제에 대한 이야기하는 것을 더 쉽게 받아들였다. 결국 그녀는 음식을 감추는 사실과 밤늦게 일어나서 부모님이 먹지 못하게 하는 것을 먹는 사실도 이야기했다. 데비는 방과 후에 음식을 사는데 돈을 쓰는데 이 사실은 부모님에게 숨긴다고 했다. 데비는 집에 혼자 있을 때 일주일에 몇 번 정도 방과 후에 오랜 시간 동안 폭식을 한다고 하였다. 그녀는 이것을 조절할 수 없다고 느꼈고 스스로를 통제할 수 없었다. 데비는 문제가 있다는 것에 동의했지만 부모님에게는 알리지 않기를 원했는데, 왜냐하면 부모님에게 너무 큰 만족감을 줄 테고, 부모님이 자신은 지금 모습 그대로 자신을 좋아한다고 생각하기 바랬기 때문이었다.

데비는 ***폭식 장애****의 진단 기준에 부합하였다.*

사례2. 제이크: *제이크는 생애 내내 과체중으로 살아온 36세 이탈리아 남성이다. 그는 10살 때 비만 캠프를 처음 방문했고, 그 후 오랫동안 어떤 다이어트도 별로 효과가 없었다. 제이크의 어머니가 비만이었는데, 제이크는 불행하고 우울한 어머니를 보는 것이 끔찍이 싫었다. 그는 어린 시절에 사람들이 어머니를 놀려서 어머니가 울고 있던 모습을 기억하고 있었다. 제이크는 절대로 어머니처럼 되지 않겠다고 맹세했다. 제이크는 나이가 들자 자기가 얼마나 살이 쪘는지에 대해서 별로 상관하지 않게 되었다. 다이어트를 멈추고 오히려 반대 방향으로 가기 시작해서, 언제든, 무엇이든 자신이 원하는 것을 다 먹었다. 그는 다이어트를 멈추고 직관적으로 먹는 법을 배우라는 책을 읽었고, 그대로 했다. 그는 파스타, 아이스크림, 버터 바른 빵, 크림소스, 크림파이, 초콜릿 바와 같이 자신이 원하는 것을 먹었고, 많은 양을 먹었다. 제이크는 자신이 언제 배고픈지, 배부른지를 알지 못했다. 제이크는 음식에 대한 조절 능력의 상실감을 느꼈고 음식에 돈을 너무 많이 써서 빚이 늘고 있다고 말했다. 제이크는 점*

주의력결핍 과잉행동장애 (ADHD) :
일부 연구자들에 의해 신경학적 장애로 간주되는 주의력-결핍 및 과잉행동장애는 대개 소아기에 진단되며 과잉행동성, 잘 잊어버림, 충동조절의 어려움, 산만함 등의 증상으로 나타남.

점 더 체중이 증가했고 우리가 처음 만났을 때는 자신의 몸무게조차 알지 못했다. 제이크가 자신의 몸무게가 어느 정도 되는지 알고 싶어해서 나의 체중계 위에 등지고 올라섰는데, 체중계의 최고 숫자인 159kg을 넘어가 버렸고, 얼마나 더 무거운지는 알 수 없었다. 결국 우리는 말 체중계를 구했는데, 제이크는 204kg을 기록했다. 제이크는 심각하게 치료를 받기를 원했다. 그는 자신이 비만뿐 아니라 식이장애가 있다는 것을 알았고 치료 받기 원했다.

제이크는 폭식장애 진단 기준에 부합하였다.

Q2 신경성 거식증과 신경성 대식증간의 차이는 무엇인가요?

거식증과 대식증은 비슷한 질환이고 많은 경우에서 한 가지를 앓고 있는 사람은 다른 질환도 앓게 된다. 거식증 환자의 약 50%가 대식증도 앓게 된다. 두 질병 모두 체중과 체형에 대한 과도한 걱정이라는 특징이 있다. 음식 제한, 폭식과 칼로리 제거(예를 들어 구토나 하제의 사용), 그리고 칼로리 소모를 위한 과도한 운동 등은 두 질환 모두에서 나타난다. 주요 차이점은 거식증 진단에 부합하려면 나이와 키를 고려했을 때 정상 체중의 15% 아래여야 된다는 점과, 초경 후라면 무월경이 있다는 점이다. 폭식을 하면서 음식을 제거하는 사람들과 폭식은 하지 않지만 제거하는 사람들은 거식증의 특징인 체중 감소와 무월경 기준에 부합함에도 불구하고 종종 대식증으로 오진된다. 이러한 개인들은 거식증의 폭식/하제 사용형으로 진단되어야 한다.

Q3 나는 폭식은 하지만 하제 사용은 하지 않는데, 이것도 식이장애인가요?

폭식은 DSM-IV-TR에 진단적 범주로 나와 있지는 않지만 식이장애에서 세번째 주요 장애로 간주된다. 이전에는 강박적 과식이라고 불리웠던 이 장애는 자체로 진단적 범주가 되어야 할지, 아니면 현재 DSM-IV-TR에서처럼 달리 분류되지 않은 식이장애에 포함되어야 할 지에 대해 여전히 연구가 진행 중이다. 그러나 단지 과식을 한다고 해서 반드시 이 장애가 있는 것은 아니다. 많은 사람들이 때때로 폭식을 하지만 폭식장애의 진단 기준에는 맞지 않는다. 실제로 나는 거식증이 있는 사람들이 자신이 폭식을 한다고 이야기하지만 자세히 물어보았을 때 쿠키 몇 개나, "살찌는" 음식이나, 밤늦게 먹는 것을 폭식이라고 여기는 것을 발견했다. 폭식이라는 단어가 정말로 무엇을 뜻하는지와 폭식장애의 다른 특징들을 아는 것이 중요하다. 당신이 이 질환이 있는지 알고 싶다면 질문 1의 내용을 읽어 보고 진단 기준을 점검해 보아야 한다.

Q4 정상 체중인데도 식이장애일 수 있나요?

사람들은 흔히 식이장애가 있다면 매우 마르거나 또는 과체중이라고 잘못 생각한다. 하지만 저체중이거나 과체중이어도 식이장애가 없을 수도 있다. 사람들이 특정 몸무게가 나가는 데는 다양한 이유가 있을 수 있다. 식이장애는 다양한 특징이 있는 정신 질환이다. 체중과 체형에 대한 관심과 체중 조절 행동은 거식증과 대식증에서 나타나지만, 식이장애 중 몸무게에 대한 기준이 제시되는 것은 거식증 뿐이다. 이 질환으로 공식적으로 진단받으려면 당신의 나이와 키에 예상되는 체중의 15% 아래여야 한다. 다른 모든 식이장애(신경성 대식증, 폭식장애, 달리 분류되지 않은 식이장애)는 진단에 특정한 체중이 필요한 것은 아니다.

Q5 *만약 음식을 제거해내지만 폭식은 하지 않으면 대식증인가요?*

대개 사람들은 하제를 사용한다면 반드시 대식증이라고 생각할 것이다. 다양한 방법을 통해 음식을 제거하지만 폭식은 하지 않는 사람들이 있다. 대식증으로 진단하기 위해서는 다른 방법으로 폭식에 대한 보상을 하거나 폭식과 하제가 나타나야 한다. 하제를 사용하는 사람들 중 일부는 신경성 거식증 기준도 충족시키기도 하지만, 어떤 사람들에게는 달리 분류되지 않은 식이장애의 진단이 더 적합하다.

Q6 *주치의가 나의 진단을 달리 분류되지 않은 식이장애라고 내렸어요. 이 말은 나의 식이장애가 심각하지 않다는 뜻인가요?*

많은 사람들이 달리 분류되지 않은 식이장애라는 진단이 식이장애의 덜 심한 형태를 의미한다고 믿고 있다. 때때로 그러한 경우도 있지만 항상 그런 것은 아니다. 매우 만성적인 식이장애가 있거나 식이장애로 인해 심각한 의학적 부작용이 있는 환자들은 종종 달리 분류되지 않은 식이장애로 진단된다. 예를 들어 거식증의 모든 진단 기준에 부합하지만 3회 연속의 생리주기 소실이 나타나지 않은 사람은 특히 만약 몇 달 혹은 몇 년 동안 체중이 감소했다면 여전히 병들어 있다고 할 수 있다. 처음에는 폭식장애로 치료했지만 나중에는 거식증으로 발전했던 환자도 이러한 경우였다.

Q7 *비만이 식이장애인가요?*

비만은 의학적 질환이지 식이장애와 같은 정신과적 질환은 아니다. 그러나 몇몇 비만인 사람들은 폭식장애나 대식증의 진단적 기준에 부합하는 경우가 있다. 모든 연구들이 일치한 결과를 보이는 것은 아니지만, 리차드 고든(Richard Gordon)의 책, *식이장애:사회적 유행의 분석*(Eating Disorders: Anatomy of a Social Epidemic, 2000)에서 저자는 체중감량 프로그램 참여자의 30% 이상이 폭식장애 진단 기준에 부합한다고 주장했다. 게다가 폭식장애를 가진 모든 사람들이 비만인 것은 아니다. 폭식장애 환자 중 정상 체중인 사람들도 있다.

Q8 *10살인 내 딸이 편식이 심한데, 이것도 식이장애인가요?*

많은 아이들이 편식을 하지만 대부분은 자라면서 없어지고 해로운 수준은 아니다. 당신의 자녀가 충분한 칼로리를 섭취해서 적절하게 성장하고 있는지를 잘 지켜보는 것이 중요하다. 만약 아이가 전반적으로 편식을 하고 문제가 더욱 악화된다면, 소아과 의사에게 가서 전문적인 조언을 얻어라. 진료 후에도 만족스럽지 않다면, 다른 소아과 의사에게도 가보라. 이 책에서 이제까지 언급되지 않은 일부 아동기 식습관 문제는 체중과 체형에 대한 집착으로 나타나지 않는다. 이런 종류에는 선택적 식사(매우 제한된 종류의 음식만 먹음), 제한적 식사(최소한의 양만 먹음), 음식 공포(특정한 음식을 먹거나 삼키는 것에 대한 공포, 대개 덩어리나 딱딱한 음식), 그리고 음식회피 감정장애(불안, 슬픔, 혹은 식욕을 방해하는 강박사고와 같은 감정적 문제 때문에 음식을 제한함) 등이 있다. 만약 아이가 이러한 장애 중 하나라도 있다면 도움을 찾는 것이 중요하다. 이 문제와 관련된 좋은 자료 중 하나로 *식이장애:부모 지침서*(Eating Disorders, A Parents' Guide, Bryant-Waugh와 Lask, 2004)가 있다.

Q9 식이장애는 옛날부터 존재했나요? 얼마나 오래 전부터 있었죠?

식이장애는 새로운 것이 아니다. 고대 그리스 사람들도 폭식과 하제 사용을 했었다고 알려져 있으며, 시저 시대의(700 B.C) 로마인들은 폭식을 한 후 음식과 술을 계속 먹기 위해 구토하는 장소를 만든 것으로 유명하다. 이런 역사적 사실을 보면 그 당시에는 폭식과 하제 의식이 질병으로 간주되지 않았다. 고대 이집트에서는 건강한 행위로서 추천된 자기 유발 구토는 질병으로 고려되지 않았다. 이러한 행위에는 대식증의 특징인 마르는 것에 대한 과도한 관심은 포함되어 있지 않았다. 오늘날 우리가 알고 있는 대식증은 1987년에서야 DSM-III에 공식적으로 정신질환으로 추가되었다.

거식증의 기원은 종교계의 여성들이 금식 행위를 함으로써 신성화되었던 13세기로 거슬러 올라간다. 신성한 거식증(1985)이라는 책에서, 루돌프 벨(Rudolf Bell)은 이런 사람들을 "신성한 거식증"이라는 표현으로 묘사한다. 저자는 또한 이 성자들이 순결과 신성함에 대한 자기 부정적 추구의 일환으로 금식을 통해 정상 체중의 25%를 줄였고, 과잉활동적이고 완벽주의였다고 설명한다. 이 여성 중 몇몇은 제한 뿐 아니라 폭식을 했던 것으로 추정된다. 이런 양상은 자기부정이 마름과 자기통제로 나타난다는 것을 제외하면 오늘날의 거식증과 놀랄만큼 흡사하다.

신성함과 마름에 대한 추구에서, 추구 자체가 목적이 될 수 있다. 자신을 절제하는 동안 자기 희생을 하는 것, 욕구에서 벗어나는 것, 타인을 양육하는 것 그러한 모든 것들이 궁극적으로는 본질적으로 스스로 추구되는 것이다. 중세의 "신성한" 거식증과 오늘날의 개인의 거식증 모두에서 처음에는 보상받고 칭찬받는 강박적 헌신 및 다른 행동, 그리고 자기 희생이 나중에는 자기 파괴적이고 삶을 위협하는 것이 된다.

런던의 리차드 모튼(Richard Morton)이 1689년 의학 잡지에 의학적 원인에 의했다기 보다는 불안과 슬픔에 의해 야기된 식욕의 감소와 과도한 소비가 나타나는 신경성 거식증을 처음으로 공식적으로 기술하였다. 모튼은 "피부를 입은 해골"이라고 그의 환자를 묘사하였다. 1873년 프랑스의 찰스 라제그(Charles Lasegue)와 1874년 영국의 윌리엄 걸 경(Sir William Gull)은 현대 의학 잡지에 신경성 거식증에 관한 두 글을 처음으로 쓰면서 오늘날에도 이 질환과 연관된 것으로 인식되는 특징을 기술하였다. 걸은 생리적 원인보다 '병적인 정신상태'에 의해 나타난다는 의미로 신경성 거식증이라는 용어를 처음으로 사용하였다.

대부분의 사람들에게 제 삼의 식이장애로 여겨지는 폭식장애는 수세기 전부터 있어 온 것으로 보여지지만 비만과 중복되기 때문에 별도의 식이장애로써 인식되지 못했다. 비만은 의학적 질환으로 여겨지기 때문에 폭식의 정신과적 문제를 가지고 있는 비만 혹은 과체중 사람들을 다른 비만환자와 동일시 하는 것은 문제가 되었다. 1990년이 되어서야 연구자들은 대식증이나 비만과는 다른, 그리고 정상 체중에서도 나타날 수 있는 폭식증후군이 있다는 사실을 알게 되었다. 폭식장애는 DSM-IV-TR에서 추가적 연구가 필요한 진단 기준에 공식적으로 포함되었다.

식이장애는 역사에 걸쳐 대부분 제대로 이해되지 못하였다. 1930년까지도 연구자들은 스스로 굶는 것의 원인이 심리학적이고 감정적인 것인지 몰랐다. 식이장애의 역사에 대해 더 알고 싶다면 조안 브룸버그(Joan Brumberg)의 *굶는 소녀들:신경성 거식증의 역사*(Fasting Girls: The History of Anorexia Nervosa, 1989)와 리차드 고든(Richard Gordon)의 *식이장애:사회적 유행의 분석*(Eating Disorders: Anatomy of a Social Epidemic, 2000)을 읽어보기를 권유한다. 오늘날, 식이장애는 외모와 마름이 강조되는 문화적 풍토에서 살고 있는 취약한 개인들에게서 생물학적이고 생리적인 불균형(다이어트에 의해 야기된 불균형을 포함하여)과 상호 교류하는 감정적 요인의 결합으로 가장 잘 설명되고 있다.

Q10 식사 장애가 언제 식이장애로 변하나요?

많은 사람들이 다이어트를 하고 자신의 외모에 신경 쓰고, 체중을 빼고, 하제를 쓰거나 때때로 폭식을 한다. 어떤 이가 다이어트에서 장애로 진행했다는 것을 알기 위해 질문 1에서 제시된 식이장애의 각각의 진단적 기준을 이해하는 것은 중요하다. 또한 장애로의 전환은 하루 밤 사이에 나타나지 않는다는 것을 이해하는 것도 중요해서 음식의 제한, 강박적인 다이어트, 음식 습관, 음식에 대한 거짓말 등의 어떤 징후라도 조심스럽게 관찰하는 것이 중요하다. 사람이 음식을 조절해야지 음식이 사람을 조종해서는 안 된다. 식이장애를 가진 사람은 자신의 행동에 관해 조절 혹은 선택을 더 이상 가지지 못한 것처럼 보이고 오히려 "다이어트"의 규칙에 맞춰지게 된다. 식이장애를 가지고 있는 사람들은 거짓말하고, 숨기고, 몰래 숨어 들어가고, 훔치고, 사회적 활동을 포기하고, 다른 것과 다른 사람들을 미루고, 자신의 행동이 허락되지 않을 때 간청하고, 증거에 직면되었을 때 부인하고, 개입하거나 도움을 주려는 사람들을 협박하기까지 한다.

Q11 운동이 하제 사용의 한 형태일 수도 있나요?

운동은 좋은 것이지만, 많은 이들이 원치 않는 칼로리를 소모하는 목적으로 운동을 하며, 어떤 사람들은 불행하게도 운동을 하지 않고서는 먹을 수 없는 정도에 이르기까지 칼로리를 소모하려고 하게 된다. 강박적으로 하는 운동은 종종 식이장애와 연관이 있다. 이전에는 운동이 하제 사용의 한 형태로 고려된 적도 있었지만, 이제는 DSM-IV-TR의 신경성 대식증 진단기준에 체중이 늘어나는 것을 막거나 체중을 줄이기 위해 행해지는 "하제 비사용"의 보상 행동으로 기술되어 있다. 질문 12에 더 많은 정보가 있다.

Q12 나의 치료자는 내가 강박적으로 운동한다고 말하지만 나는 운동은 건강을 위한 것이라고 생각해요. 누가 옳은 것이죠?

식사가 식이장애로 변하는 것처럼, 운동 또한 장애로 변할 수 있다. 몇몇 개인들은 더 이상 운동하는 것을 스스로 선택하는 것이 아니라 운동을 하도록 조종된다. 이러한 사람들은 대개 운동을 하지 않을 때, 운동하기 위해 사회적 활동을 포기할 때, 쉬는 날을 가지지 못할 때, 탈진하거나 다쳐도 운동을 그만두지 못할 때 그들 자신에 대해 끔찍하게 느낀다. 이러한 증상을 가진 누구나 문제를 가지고 있고 도움을 받고 싶어한다. 신체적 운동은 건강한 습관이지만 지나치게 되면 몸 뿐 아니라 마음에도 해롭게 된다. 당신이 강박적인 운동을 한다고 식이장애라고 하지 않지만, 식이장애를 가지고 있는 많은 사람들이 강박적으로 운동을 한다는 점을 유념할 필요가 있다. 따라서 이런 종류의 문제가 있는 경우 식이장애 전문가에게 상담받는 것이 가장 좋다.

거식증과 대식증이 있는 사람들은 종종 높은 수준의 불안, 강박증, 완벽증을 가지고 있고 이것은 그들이 가능한 한 많은 행동으로 체중 조절을 하게 만든다. 이러한 분야의 전문가들은 과도한 운동이 거식증과 대식증의 흔한 증상이라고 오랫동안 기술해왔지만 어떤 유형의 사람이 이런 문제를 보이는지는 아직 불명확하다.

신디아 불릭(Cynthia M. Bulik) 박사와 노스캐롤라이나 채플힐 연구팀(Chapel Hill North Carolina)은 어떤 유형의 여성이 과도한 운동을 하는지를 알아보기 위해 거식증, 대식증, 혹은 둘 다를 가지고 있는 여성을 대상으로 한 세가지 국제 연구 결과를 조사했다. 여성에게는 식이장애, 성격 특징, 운동 습관에 관한 질문을 하였다. 연구에서 과도한 운동은 하루에 3시간 이상 운동하는 것 또는 혹은 다치거나 아플 때에도 운동을 하는 것처럼 신체적 활동에 강박적으로 매달려서 삶의 다른 측면에 방해가 되는 것으로 정의하였다.

거식증과 대식증을 가지고 있는 여성에서 과도한 운동이 흔하다는 것이 밝혀졌지만 하제를 사용하는 거식증 환자들 중에서 가장 흔했다. 이 연구에서 336명의 여성 중 반 이상이 과도한 운동을 하였다. 그러나 전문가들은 모든 내담자들에게서 강박증인 운동의 증상이 있는지를 탐색하는 것이 중요하다. 만약 강박적인 운동이 치료되지 않는다면, 재발의 위험을 높인다.

만약 당신이 강박적인 운동의 증상이 있다면, 반드시 도움을 받아야 한다. 당신이 건강하고 균형된 삶을 위해 적절한 견해에서 운동을 하는 방법을 배울 수 있다.

Q13 딸이 운동선수인데, 많은 운동선수들이 식이장애를 가지고 있다고 들었어요. 딸이 식이장애에 걸리지 않게 하려면 어떻게 해야 하죠?

경쟁적인 스포츠 특히 선수의 외모와 사이즈가 강조되는 스포츠에 몸담고 있는 여성이라면 주변에서 식이장애에 대해 관심을 가지는 것이 좋다. 이러한 스포츠 종목의 많은 여선수들이 코치에 의해서 체중을 줄이도록 압박 당하고, 심지어 레슬링과 같은 스포츠 종목에는 체급 제한도 있다. 미국 대학운동 연합회(Division 1 National Collegiate Athletic Association)의 연구에 의하면 여성 운동선수의 1/3 이상에서 거식증의 위험과 관련 있는 증상과 태도가 보고되었다. 일반 인구에서와 마찬가지로 식이장애를 가진 운동선수는 대부분 여성이지만 남자선수 또한 식이장애에 걸릴 위험이 있다.

만약 당신의 딸이 운동선수라면 특별히 알아야 할 것은 "여성 운동선수 3대 증상"이라는 상태이다. 이것은 (1) 식사 장애 (2) 생리주기의 소실 (3) *골다공증*이다. 이 증상은 매우 심각한 것인데 왜냐하면 식사 장애로 인한 불충분한 영양 섭취는 호르몬 수치에 영향을 미칠 수 있고 몇 주기 이상의 생리 주기 소실도 야기할 수 있기 때문이다. 무월경 증상은 여성 운동선수들에게서 너무나 흔히 나타나기 때문에 오랫동안 별로 심각하게 여겨지지 않았다. 하지만 이제는 이런 증상이 칼슘과 뼈의 손실을 일으키며 이로 인해 피로 골절의 위험이 높아진다는 사실이 밝혀졌다. 개별적으로 보았을 때도 식사 장애, 무월경 증상, **골다공증** 모두 심각한 상태인데, 이 모두가 합쳐지게 되면 돌이킬 수 없고 생명까지 위협할 수 있는 심각한 건강 문제를 일으킨다. 십대 소녀들은 "여성 운동선수 3대 증상"이 나타날 위험이 더욱 큰데, 왜냐하면 이 시기에는 왕성한 생물학적 변화와 급성장이 나타나고, 청소년기에 흔히 겪는 또래 압박과 같은 불안정감을 경험하며, 여자들은 말라야 한다는 압박이 심해지기 때문이다. 국제 올림픽 위원회는 이 문제를 인식하고 이러한 주제를 계속 발표하려 하고 있다. 이 문제와 관련하여 조언을 줄 수 있는 책으로는 ***미국대학운동연합회 코치 핸드북:여성 운동 선수 3대 증상을 다루기***(NCAA Coaches Handbook: Managing the Female Athlete Triad)가 있다.

> ***골다공증 :***
> 뼈 속 무기질 밀도가 감소하는 질병.

다음의 항목은 운동선수가 식이장애에 걸리게 만들 수 있는 위험 요인들이다. 만약 당신이 운동선수를 자녀로 둔 부모라면 이것들을 조심해야 한다:

- 외모가 강조되거나 체급이 있는 운동(예: 체조, 다이빙, 바디빌딩, 레슬링(레슬러들은 몸무게를 "만들려" 한다)).
- 전체 팀보다는 개인이 초점이 되는 운동(예: 체조, 달리기, 피겨스케이팅, 춤 혹은 다이빙).
- 지구력 운동(예: 육상종목, 수영)
- 낮은 체중이 경기력을 향상시킨다는 잘못된 믿음
- 뛰어난 운동 선수이거나 어린 시절부터 훈련해 오던 운동 선수
- 낮은 자존감, 가족 불화, 식이장애의 가족력, 만성적인 다이어트, 신체적 성적 학대의 병력, 말라 보여야 한다는 또래, 가족, 문화의 압박, 다른 외상적 충격

- 전인격적인 운동선수가 아닌 성공과 경기력 향상에만 초점을 맞추고 있는 코치

거식증을 가지고 있는 사람의 특징(완벽주의, 끈기, 고통을 참는 것, 물질적 어려움을 극복하는 정신력, 자기 희생)은 코치들이 운동선수가 지녀야 할 속성이라고 간주하는 것들이며 이러한 것을 선수들에게서 찾으려고 한다는 것을 주지하는 것은 중요하다. 이 점 때문에 식이장애를 가지고 있거나 식이장애로 발전할 가능성이 높은 선수를 찾아내는 것은 매우 어렵다. 게다가 코치들과 주변 사람들은 이러한 특징들을 지나치게 칭찬하지 않도록 조심해야 한다. 론 톰슨(Ron Thompson)과 브렌다 셔먼(Brenda Sherman)은 식이장애 치료와 예방 학회지(Eating Disorders, The Journal of Treatment and Prevention, 1999)에 발표한 그들의 논문, *좋은 운동 선수 성향과 신경성 거식증의 특징:그들은 비슷한가?*(Good athlete's traits and characteristics of anorexia nervosa: Are they similar?)에서 이 주제에 대해 논의한다.

다음은 부모님, 주변 사람들, 전문가들이 참고할 수 있는 예방적 요인들이다.

- 운동선수가 외모와 체중에 초점을 맞추고 있다면 주의하라. 만약 선수의 체중이 감소했다면 적극적으로 개입하라. 마를수록 경기력이 향상된다는 허구를 없애라.
- 가능하다면 운동 선수의 건강에도 관심을 갖는 코치를 찾아라. 코치들은 경기력 자체보다는 운동 선수에게 더 관심을 기울여야 한다. 코치들은 막중한 영향력을 행세할 수 있으며 관심을 갖는다면 문제를 제일 처음 발견할 수 있다.
- 운동선수들은 대개 동기 수준이 높아 스스로 훈련에 몰두한다. 긍정적

인 접근과 지도 형태는 자신을 돌보지 않고 신체 상태를 무시하도록 운동 선수를 강요하게 만드는 비판과 부정적인 강화보다 훨씬 낫다.

- 체형과 사이즈에 대해 건강하고 지지적인 분위기의 팀을 찾아라. 몸무게나 체형을 강조하며 이러한 면으로 운동선수를 비난하거나 면박을 주거나 몸무게나 체형을 공지하는 코치는 피해라.
- 적절한 영양 섭취 및 부적절한 섭식의 장기적인 결과에 대해 운동선수에게 교육해라.
- 실행하기 어렵겠지만, 만약 운동선수가 적절하게 먹지 않거나, 체중을 감소시키거나, 무월경 증상이 있다면 더 나아질 때까지 운동 참여를 제한시키거나 운동에서 제외시키는 방법을 고려해 볼 수 있다.

Q14 식이장애는 얼마나 흔한가요?

식이장애로 인해 얼마나 많은 사람들이 고통을 받는지는 불분명하다. 연구자들은 식이장애의 유병률을 확인하기 위해 지역사회와 치료 프로그램 내에서 설문지 조사를 해보았지만, 결과는 확실치 않다. 많은 경우 식이장애가 있음에도 보고되지 않으며, 연구가 각기 다른 방법으로 진행되기 때문에, 실제 이 질병에 걸린 사람들이 몇 명인지는 알기가 어렵다. 또한 연령에 따라서도 유병률이 달라진다. 신경성 거식증이 모든 식이장애 중 가장 드문 종류인 것은 분명하지만 거식증 환자 중 약 90%가 십대 소녀이다. 웹사이트, 책, 식이장애에 관한 글에서 추정된 유병률은 각기 다르게 보고되고 있다. 사실은 우리가 확실히 모른다는 것이다; 예로 식이장애에 대한 다양한 책과 웹사이트로부터 발췌된 다음의 글들을 읽어보라:

- 식이장애 환자와 경계선 수준의 사람의 수는 미국에서 후천적 면역결핍

증을 가지고 살아가는 사람들의 3배이다.

- 미국 성인의 2%가 폭식장애를 가지고 있다.
- 미국에서 500~1000만의 사람들이 식이장애로 고통을 받는다.
- 청소년기 여성의 1%가 거식증이 있고, 대학에 다니는 여성의 4%가 대식증이 있다.
- 500~1000만의 소녀들과 100만의 소년 및 남성들이 식이장애와 투쟁하고 있다.

어떤 자료를 참고하느냐에 따라서, 식이장애가 얼마나 흔한지에 대한 질문에 대한 다른 대답을 발견할 것이다. 평생 유병률의 비슷한 개요를 제공하는 식이장애 연합(세부 사항을 보려면 참고 자료 목록을 보라.)과 같은 몇 가지 출처와 웹사이트가 있다. 여기에 나와있는 유병률은 정확한 숫자보다는 범위로 열거되기 때문에 가장 유용해 보인다. 이러한 사이트들은 모두 신경성 거식증으로 고통 받는 여성이 0.5~3.7% 정도라고 보고하고 있으며, 모든 임상의 및 연구자들은 신경성 대식증으로 고통 받는 사람이 1.1~4.2%로 더 많다는데 동의한다. 식이장애 연합의 사이트는 폭식장애의 유병률이 남성과 여성에서 2~5%라고 하고 있다. 달리 분류되지 않는 식이장애의 유병률은 더 많겠지만, 아직 충분히 연구되지 않았기 때문에 현재로써는 정확히 말하기가 어렵다. 사실, 식이장애의 유병률에 관한 대부분의 논의가 거식증과 대식증에 대한 것을 참고하였고, 최근에야 폭식장애에 대한 것이 포함되었다.

Q15 *식이장애는 청소년기 질환인가요?*

연구로부터 우리가 아는 한 가지는 식이장애로 고통 받는 대부분의 사람이 십대 소녀들이라는 것이다. 하지만, 식이장애는 모든 연령대에서 발견된다. 점차 더 어리거나 더 나이 많은 내담자들이 식이장애 전문가 및 치료 프로그램을 찾아 오고 있다. 식이장애 거주 시설 치료 프로그램의 대표 중 한 사람은 2006년에 40세 이상 여성의 입원률이 400% 증가했다고 보고했다. 아동들도 식이장애가 걸린다는 점은 미국 내 뿐 아니라 다른 나라에서도 대두되는 문제이다. 호주의 전문가들은 식이장애로 입원하는 아동들의 수가 늘어난다는 점에 대해 염려를 표했는데, 지난 2년 간 그 수가 세배로 늘었다고 하며, 거식증과 대식증으로 입원한 아동 중에는 아직 10살 밖에 안 된 아동도 있었다고 한다.

이 분야의 많은 전문가들은 학교 통지표에 신체 지방과 같은 것을 기입하는 것과 같이 비만에 대한 사회의 강박관념이 너댓살 아이에게 뚱뚱해지는 것에 관해 걱정하게 하고 거식증과 대식증의 증상으로 입원하게 만들 수 있다고 경고한다. 특히 염려되는 점은 14세 이하 아동의 입원률의 증가인데, 2006년 9월에 식이장애 국제잡지에 게재된 연구에 따르면 2003년 5명에서 2005년 25명으로 증가했다고 한다.

Q16 남성도 식이장애에 걸릴 수 있나요?

식이장애는 단지 여성만의 문제가 아니다. 몇몇의 출처에 의하면 거식증과 대식증으로 고통받는 이들의 5~10%가 남성이라고 보고된다(Gordon, 2000; Keel, 2005). 섭식과 신체상 문제를 가진 남성에 대한 책 *체중 만들기: 음식, 체중, 체형과 외모에 대한 남자의 갈등*(Making Weight: Men's Conflicts with Food, Weight, Shape and Appearance, 2000)의 저자인 앤더슨, 콘과 홀브룩(Andersen, Cohn, Holbrook)은 거식증과 대식증의 1/6이 남성이며 폭식장애는 남성과 여성에서 거의 똑같이 나타난다는 캐나다 연구를 보고하였다. 저자들은 식이장애를 가진 남성이 모든 사례의 25~30%만큼 많이 있을 수 있지만, 진단되지 않았다고 믿는다. 남성들은 식이장애에 대한 치료를 하려고 하지 않고, 임상가들도 남성에게 식이장애를 덜 진단내리는 경향이 있다. 게다가, 오랫동안 있어온 거식증의 무월경과 같은 진단 기준이 남성을 제외하게 한다.

Q17 다른 인종 집단에서도 식이장애가 나타나나요?

미디어에서 일반적으로 생각되고 그려지는 것과는 대조적으로, 식이장애는 모든 인종 집단에서 나타난다. 식이장애로 치료를 받는 사람이 백인 여성에게서 더 많은 점이 백인 여성이 더 식이장애가 잘 생기는 것처럼 믿게 하는 경향을 만든다. 이러한 주제에 대한 더 자세한 내용은 파멜라 킬(Pamela Keel)의 책, *식이장애*(Eating disorders, 2003)에서 참조할 수 있다. 요약 부분에서 킬은 "아프리카계 미국 여성과 흑인 여성을 제외하고, 대부분의 유색 여성이 백인 여성과 동일한 식이장애 발병률이 있는 것으로 나타난다"라고 말한다. 흑인 여성의 경우 식이장애가 있기는 하지만 백인 여성보다 낮은 비율로 생기는 것으로 보이는데, 특히 신경성 거식증에서 그러하다.

Q18 다른 나라에도 식이장애가 있나요?

이제 식이장애는 모든 곳에서 나타나고 있다. 우리는 잠시 동안 유럽 및 아르헨티나 혹은 브라질과 같은 라틴 아메리카 국가처럼 더 서구화되었다고 생각되는 나라의 유병률에 관해 알아왔다. 하지만, 중국, 인도, 일본, 아프리카, 홍콩과 같은 다른 나라에서도 식이장애가 증가하고 있는 추세로 보인다. 국가가 더 서구화될수록 더 많은 식이장애가 유행하게 되는 것으로 보인다. 또한 다양한 인종 집단의 개인들이 더 서구화된 지역으로 이주하게 되면 식이장애가 생길 확률이 높아진다는 연구도 있다. 이러한 쟁점은 마고 메인(Margo Maine)이 쓴 *신체 전쟁:여성 신체와 평화 이루기-행동하는 사람의 지침서*(Body Wars: Making Peace With Women's Bodies-An Activist's Guide)와 마고 메인과 조 켈리(Joe Kelly)가 쓴 *신체의 허구: 성인여성과 완벽의 압력*(The Body Myth: Adult Women and Pressure to Be Perfect)에서 논의된다.

Q19 *식이장애가 있는 사람들은 다른 문제들과 병도 있는 경우가 많다고 들었는데, 예를 들면 어떤 것들이 있죠?*

반드시 그렇지는 않지만 대개 식이장애를 가진 사람들은 식이장애의 진단 기준의 부분이 아닌 다른 증상들과 문제들을 가지고 있다. 자해 행동과 같이 치료에 초점을 맞출 필요가 있는 증상들이 대식증과 거식증에서 흔히 나타난다.

> ***신체이형장애 :***
> 상상 속의 신체적 결함에 대한 집착 또는 작은 결함에 대한 과도한 염려.

거식증과 대식증이 있는 사람들은 불안 장애, 우울 장애나 다른 기분 장애, **신체이형장애**, 인격장애(경계성 인격 장애와 같은)로 또한 고통받고 있을 수 있다. 거식증이 있는 사람들은 강박장애나 사회 공포증이 있을 확률이 높고, 반면에 대식증 혹은 거식증의 폭식/하제 형의 사람은 물질 남용 장애가 있을 확률이 높다.

추가적으로 진단을 내리려면, 이러한 질병의 증상이 음식과 체중 영역 외에서 존재해야 한다. 예를 들어, 만약 누군가가 진짜 강박증을 가지고 있다면, 그/그녀는 음식과 체중에 관계된 문제에 더하여 문이 잠김을 체크하거나 혹은 손 씻기와 같은 것에 관련된 강박을 보인다. 만약 어떤 사람이 진짜 신체이형장애를 가지고 있다면, 신체 형상의 결함을 상상하고, 이러한 장애의 특징을 다른 영역에서 보인다. 나는 열량과 체중뿐만 아니라 그가 결함으로 보고 있는 그의 주근깨에 대한 미움을 포함하는 몇 가지 신체상 쟁점에 대해 괴로워하는 거식증과 신체 이형장애를 가진 젊은이를 보았다. 이 젊은이는 주근깨가 생길까봐 신체 부위를 완전히 덮고 장갑까지 착용하기 전에는 햇볕에 나가지 않으려 했다. 한번은 피부에 화상이 생길 때까지 연필 지우개로 주근깨를 지우려 노력하기도 했다.

Q20 아내가 식이장애도 있고 우울해 하기도 해요. 아내의 우울증이 치료되면 식이장애도 치료되나요?

식이장애를 가진 사람에게서 우울증 혹은 적어도 우울 증상이 있는 것은 드문 것이 아니지만, 어떤 것이 선행하는지는 불확실한 경우가 많다. 반드시 그렇지는 않지만 대개 우울증은 신경성 대식증과 동시에 시작한다. 만일 식이장애로 고통받는 사람이 사실 식이장애 전에 우울증을 가지고 있었다는 것을 알 수 있다면, 약물을 포함한 우울증에 대한 치료가 우울증과 식이장애의 해결을 도울 수 있다. 일부 사례에서, 영양 회복이 우울증의 증상을 완화시키는데 도울 수 있고 저체중인 사람의 경우에 특히 약물 치료에 보통 필수적이기 때문에 필수적인 첫 단계이다.

21 딸이 대식증도 있고 코카인 중독이기도 한데, 이 두 가지가 관련이 있나요? 어떤 것을 먼저 치료해야 하죠?

대식증 환자의 30%가 알코올이나 다른 흥분제 등의 물질 남용 문제도 가지고 있다. 특히 여성 중에서 흥분제 사용은 종종 체중 조절 수단으로써 시작되지만 점차 그 사용량이 늘게 된다. 흥분제를 매일 복용하게 되면 수면 불능, 불안, 편집증, 일반적인 기능의 전체적인 저하와 같은 다양한 문제가 생길 수 있다. 어떤 사람들은 식이장애 치료를 받으면서 약물 의존 치료도 받아야 한다. 해독이 시급한 경우가 아니라면, 식이장애는 나중에 다루어도 된다고 생각하면서 약물 의존 치료를 먼저 받게 하는 것은 오산이라고 나는 믿는다. 이런 방식은 치료 기간을 연장시키고 종종 물질 사용에 대한 동기를 다루는 것을 늦추어 버린다. 식이장애에 더해 알코올이든 약물이든 상관없이 물질 남용 문제도 있는 사람은, 그것들이 서로 얽혀있기 때문에 동시에 두 개의 쟁점을 다룰 수 있는 좋은 프로그램을 필요로 한다.

22 우리 딸은 늘 불안해했고, 현재 체중이 상당히 감소했습니다. 아내는 딸이 식이장애가 있다고 생각하지만, 내가 보기에는 딸의 불안이 문제입니다. 어떻게 해야 할까요?

거식증이나 대식증에 걸리는 사람들에게서 불안의 과거력이 흔히 발견된다. 당신의 딸은 불안 장애와 식이장애 모두가 있을 가능성도 있고, 아니면 식이장애가 없지만 불안 때문에 식욕과 체중이 감소된 것일 수도 있다. 딸이 자신의 체중과 외형에 대해 집착하는지 알아보는 것이, 모든 진단 기준을 충족시키지는 않더라도 식이장애가 있는지를 결정하는데 도움이 될 것이다. 모든 경우에, 문제가 너무 커지기 전에 상황을 평가하고 조언해 줄 수 있는 식이장애 전문가와 상의하는 것이 중요하다. 이 상황에서 딸이 주도권을 잡게 하지 않는 것이 중요하다. 너무나 흔히, 부모들은 자신의 자녀가 상황을 바꿀 수 있다고 믿는 실수를 범한다. 자녀 스스로는 자신이 식이장애가 없다고 믿는 경우가 흔하고, 따라서 도움을 얻으러 가는 것에 저항한다. 자신이 식이장애가 있다는 것을 알더라도, 청소년들은 도움을 주려는 어떤 시도도 저항할 가능성이 높다. 부모는 두 사람이 서로 힘을 합쳐 강해야 한다. 식이장애는 심각한 질환이고 가능한 빨리 치료되어야 한다. 만일 부모님들이 딸이나 아들이 식이장애가 있다고 의심된다면, 즉시 그것에 대해 조치를 취해야 한다. 만약 부모님의 생각이 틀렸다면 별로 해가 될 것이 없지만, 부모님 생각이 옳은데 아무 것도 하지 않는다면, 심각한 해를 입게 된다.

Q23 저는 강박장애가 있는데, 그렇다면 거식증은 없는 것인가요?

강박증 혹은 다른 장애가 있다고 해서 식이장애는 없다는 것을 의미하지는 않는다. 만일 당신이 식이장애의 진단기준을 만족하고 다른 강박 증상을 가지고 있다면 당신은 두 가지 장애에 대한 도움을 필요로 할 것이다. 거식증이 있는 사람이 강박증이 있는 것인지, 아니면 굶주림이 강박 증상을 유발한 것인지는 말하기가 어렵다. 거식증이 있는 사람들은 흔히 강박증이 있는 사람과 비슷한 증상을 보인다. 대개 그 증상들은 음식, 식습관, 체중에 관한 것이지만, 종종 다른 강박 증상들도 있다. 이러한 사람들 대부분에게 체중 증가와 영양 회복이 강박증상들을 해결하거나 적어도 완화시켜 준다.

실제로 강박증과 거식증 두 가지 모두가 있는 사람들에게서는, 흔히 식이장애 진단이 내려지기 전 강박 증상이 선행되는 것이 발견된다. 예를 들어, 식이장애 전에 손 씻기 행동 혹은 문을 잠궜는지 계속 확인하기 위해 모든 문을 체크하는 것과 같은 점검하는 행동을 보인다. 만일 이러한 종류의 행동들이 식이장애 전에 있었고 후에도 지속된다면 강박증의 치료도 필요하다. 실제로 강박증이 있는지가 항상 명확하지는 않지만, 때때로 그 사람의 병력에서 강박증과 식이장애가 있는 것이 분명하다면 둘 다 동시에 치료될 수 있다.

Q24 거식증찬성 Pro-ana 웹사이트에 대해 들어 보았는데, 어떤 것이죠?

거식증 찬성(Pro-ana)과 대식증 찬성(Pro-mia)웹사이트는 질병이 아니라 생활양식 선택으로써 식이장애를 선전한다. 이러한 웹사이트에서 발견되는 전형적인 정보는 다음과 같다:

> "같은 입장에 있는 사람들과 만나기를 원하며 비판에 대한 두려움 없이 이야기하길 원하는, 식이장애가 있는 사람들의 공동체에 오신 것을 환영합니다. 어떤 형태의 식이장애를 가진 누구든 환영하며, 도움을 얻을 수 있는 장소입니다. 이곳은 식이장애 찬성 공동체(PRO ED COMMUNITY)입니다. 만일 누군가를 불쾌하게 한다면 단지 참여하지 못하거나 공시됩니다."
>
> "거식증 자랑(ana pride)으로써 우리는 정상이기를 원하지 않고, 다시 살찌기를 원하지도 않고, 우리는 영원히 마르고 완벽하기를 원하는데, 그것이 우리가 거식증 자랑인 이유입니다. 나는 거식증 자랑이고 나의 왼쪽 손목에 빨간색 끈

팔찌(거식증 자랑의 전국적인 상징)를 하고 있습니다."

이러한 사이트를 누가 다녀가는지, 그리고 그들의 진실된 동기가 무엇인지는 불명확하지만, 여위게 되고 유지하는 데 성공하는 방법에 대한 전략을 옹호하는 것은 해롭다. 그 중에서도, 이러한 사이트들은 연예인을 포함해 매우 야윈 사람들의 사진들을 게시하면서 그들처럼 마르기를 갈망하도록 부추긴다(빨간색이나 다른 다채로운 색깔의 완장을 두르는 것은 이러한 사이트와 연관이 있다는 상징일 수 있다. 만일 누군가가 이러한 사이트를 보고 있다면, 도움을 구하거나 받는데 방해를 받을 수 있다. 만일 이러한 사이트를 방문하는 사람을 알고 있다면 사이트에 대한 관심에 대해 이야기를 나누고, 사이트를 방문하지 않고도 이해받는다는 느낌을 갖도록 도와주는 것이 중요하다).

제 2 부

식이장애와 관련된 의학적 문제들

● 식이장애의 치료에서 의사의 역할은 무엇인가요?

● 식이장애와 관련된 의학적 합병증에는 어떤 것들이 있나요?

● 식이장애가 있다면 어떤 의학적 검사를 해야 하나요?

등등…

Q25 식이장애의 치료에서 의사의 역할은 무엇인가요?

의사는 좋은 치료진의 핵심 구성원이다. 의사는 적절한 진단과 치료로 도움을 주기 위해 의학적 원인을 배제해내야 한다. 한 예로, 어린 소녀가 거식증 의심 하에 나에게 의뢰되었다. 의학적인 검사를 통해 그녀는 식사 거부를 유발하는 심각한 위의 역류와 열공 탈장이 있는 것으로 밝혀졌다. 그녀는 식이장애를 가지고 있지 않았지만 심각한 식이장애와 유사한 증상을 가졌다. 의사는 식이장애를 가지고 있다고 의심되는 사람에게 완벽한 검사를 수행하는 것이 필요하며 의학적인 감시를 지속하여야 한다. 이러한 질환들은 위험하고 연관된 다양한 의학적인 합병증을 가지고 있으며, 그 중 일부는 치명적이다. 의사가 한 사람이 식이장애를 가지고 있는지 아닌지를 결정하는 것은 어려울 수 있다는 것을 알아야 한다. 식이장애를 가진 사람들은 사실대로 잘 말하지 않고, 기본 신체검사 결과가 정상이라고 해서 반드시 식이장애가 없는 것은 아니다. 사람은 체중이 줄어들고, 토하고, 하제를 사용하고, 심한 운동을 하지만 여전히 실험실 결과들은 정상 범위에 있을 수 있다. 실제로 의학적 검사에서 식이장애가 의심되는 결과가 나올 때는 이미 장애가 꽤 진행되고 손상도 있을 수 있다. 때때로 장래에 할 검사에 사용하기 위해 기저선 값을 얻는 것이 중요하다. 예를 들어 현재 정상인 갑상선 검사나 골밀도 검사가 장래에는 낮은 정상치나 비정상을 보일 수 있다.

의사는 또한 다른 치료진들에게 도움을 줄 수 있고 입원의 필요성이나 운동을 해도 되는지 여부 등을 결정하는데 있어 중요한 역할을 한다. 의사는 또한 자원이 부족하기 때문에, 혹은 의사가 그 일에 가장 적합하기 때문에, 환자의 체중을 재고 감독하거나 영양학적 문제를 다루게 되기도 한다. 마지

향정신약물 :
정신에 영향을 미칠 수 있는 약물, 예를 들어 정신과 장애를 치료하는데 사용되는 약물.

막으로, 정신과 의사가 아닌 일부 의사들이 식이장애가 있는 환자에게 **향정신약물**을 처방하기도 하는데, 이런 경우는 환자가 정신과 의사에게 약물 처방을 받을 수 없을 때 주로 일어난다.

Q26 식이장애와 관련된 의학적 합병증에는 어떤 것들이 있나요?

식이장애와 관련된 의학적 합병증은 꽤 다양하며, 사람마다 증상이 다르다. 어떤 문제들은 굶주림이나 영양 부족 때문에 발생하고 어떤 것들은 하제 남용 혹은 구토와 같은 것 때문에 일어난다. 폭식으로 인한 과도한 체중 증가도 다양한 의학적 문제를 야기한다. 식이장애 환자들에게서 볼 수 있는 다양한 의학적 합병증은 다음과 같다.

- **위산 역류:** 식이장애, 특히 대식증에서 매우 흔히 일어난다. 위산을 조절해야 하는 밸브에 문제가 생겨서 위에서 부분적으로 소화된 음식이 산과 효소와 섞여서 식도와 심지어 입으로 다시 새어 나온다. 음식이 전혀 내려갈 수 없을 정도로 위산 역류가 너무 심할 때에는 즉시 의학적 처치를 받아야 한다. 지속적인 역류는 식도 내 세포들을 암으로 변화시키는 바렛 식도(Barrett's esophagus)라 불리는 심각한 상황을 야기할 수 있다.
- **무월경(월경 주기의 소실):** 영양 부족은 호르몬 수치 저하를 야기하며 항상 그런 것은 아니지만 종종 체중 감소와 체지방의 결핍을 야기한다. 이런 요인들의 복합적 증상으로서 월경이 멈추거나 골밀도가 낮아지기도 한다.

- **골밀도 문제:** 뼈가 얇아지는 것은 가장 심각하고 돌이키기 어려운 식이장애, 특히 신경성 거식증의 문제 중 하나이다. 일정 기간 동안 무월경 증상이 지속되면 골밀도가 낮아지게 되고 뼈 양이 정상 수치 이하로 내려가는 골감소증이나 질병 수준의 골 소실인 골다공증이 발생할 수 있다. 골다공증에서 뼈 양의 감소는 뼈에 작은 구멍들이 많이 생기게 해서 골절되기 쉽게 만든다.
- **피부 멍:** 낮은 혈압, 낮은 혈소판 수치, 심한 체중 감소, 비타민/미네랄 결핍은 모두 사라지려면 오랜 시간이 걸리는 피부 멍이 생기게 할 수 있다.
- **심혈관(느려진 혹은 비정규적인 심장박동, 부정맥, 협심증, 심근경색):** 식이장애와 연관된 많은 요인들이 심장 문제나 심근 경색을 야기할 수 있다. 갑작스런 심장 마비는 거식증의 주된 사망 원인이며 대식증에서도 그렇다는 주장도 있다. 전해질 불균형(특히 칼륨 결핍), 탈수, 저혈압, 극심한 **기립성 저혈압**, 비정상적으로 느린 심장 박동은 모두 심장에 심각한 문제를 야기할 수 있다. 체중 과다는 고혈압, 심근 주변의 지방 축적, 높은 콜레스테롤, 호르몬 불균형을 야기함으로써 심장에 심각한 문제를 일으킬 수 있다.

> ***기립성 저혈압 :***
> 사람이 일어날 때 일어나는 갑작스런 혈압 하강.

- **탈수:** 구토, 하제 및 이뇨제 남용, 충분한 수분 섭취 부족은 신체 내 수분을 고갈시킬 수 있다. 흥미로운 점은, 탈수가 탄수화물과 지방의 부족으로도 야기될 수 있다는 점이다. 탈수의 증상으로는 어지럼증, 전신 쇠약, 소변 색의 변화 등이 있고 신부전, 심부전, 경련, 뇌 손상, 사망 등도 발생할 수 있다.
- **치아 문제:** 구토로 인한 위산은 치아 법랑질의 부식, 심각한 충치, 잇몸 질환을 야기한다. 비타민 D, 칼슘 결핍, 호르몬 불균형이 치아 칼슘의 손실을 야기한다.

- **소화 곤란:** 소화 효소의 결핍은 적절히 음식을 소화하고 영양소를 흡수하는 신체의 능력을 약화시켜서 흡수 불량, 영양 실조, 전해질 불균형을 발생시킬 수 있다. 흔히 위 배출시간이 지연되며, 조기 **포만**을 호소하는 경우도 흔하다. 소화 효소 및 위 배출 시간을 빠르게 하는 약물이 필요할 수 있다.

> ***포만 :***
> 라틴어 satietas, satis에서 유래되었으며 '충분함'을 의미. 신체적 포만감보다는 심리적 포만감을 의미함.

- **피부 건조증과 머리카락, 손톱, 머리카락의 소실:** 비타민과 미네랄 손실, 영양 결핍, 탈수에 의해 야기된다.
- **부종:** 연부 조직의 팽창은 하제나 이뇨제 남용으로 인한 과잉 수분 축적의 결과이다. 재급식 부종에서도 나타날 있다.(질문 32를 참고하라.)
- **전해질 불균형:** 전해질은 신경, 근육, 조직으로의 신체의 자연스런 자극의 생산과 세포로의 산소 전달에 필수적이다. 식이장애 환자들은 전해질 불균형으로 인한 심장 마비로 죽을 수 있다. 저칼륨(저칼륨혈증)과 높은 중탄산염(대사성 알칼리증)이 이뇨제나 구토로 음식을 제거하는 환자에게 보여지는 가장 흔한 전해질 이상이다. 이러한 이상은 아주 위험할 수 있다. 저칼륨혈증은 심전도 이상을 야기할 수 있고 대사성 알칼리증과 부정맥은 경련과 부정맥을 만들 수 있다. 하제 남용은 언제나는 아니지만, 종종 낮은 칼륨 수준, 낮은 중탄산염 수준, 높은 염소 수준을 만드는데 이는 합쳐져서 고염소혈 대사성 산증이라고 불린다.
- **위장병(경련, 팽창, 변비, 설사, 실금):** 식이장애 환자들은 위장병을 가장 흔히 호소한다. 장 활동의 증가나 감소가 나타날 수 있다. 음식의 부족과 하제 사용의 중지는 심각한 변비를 일으킬 수 있고 통증이 있고, 통증이 있으면서 변비가 지속된다면 막혀있는 것이 제거되어야 한다. 폭식으로 인해 위가 파열될 수도 있고 소화관 내에 위장관 출혈이 일어날 수 있다.
- **저혈당증과 고혈당증:** 저혈당증은 간과 신장에 문제가 있다는 점을

의미할 수 있으며, 신경학적, 정신적 건강 저하를 일으킬 수 있다. 고혈당증(인슐린의 낮은 생산으로 인한 고혈당)은 좋지 않은 식사 습관과 과다 체중의 결과일 수 있으며 당뇨를 야기할 수 있다.

- **저나트륨혈증:** 물은 우리에게 좋지만 식이장애 내담자는 건강에 좋다는 신념, 배고픔으로부터의 주의 전환, 체중 측정 시 체중을 인위적으로 올리려는 의도 등으로 물을 너무 많이 마시게 된다. 물을 너무 많이 마시게 되면(12시간내에 1800cc 이상) 폐 내의 수분, 뇌의 팽창, 구역질, 구토, 혼돈, 죽음을 야기할 수 있다.
- **불임:** 월경주기의 소실, 호르몬 불균형, 영양실조, 비타민 결핍은 아이를 가지는 능력에 영향을 미칠 수 있으며 임신 및 출산 문제를 증가시킬 수 있다. 게다가 적어도 한 연구는 식이장애가 있는 사람이 **다낭성 난소병**이 생길 위험이 늘어난다고 시사했다.

다낭성 난소병 :
배란과 상관 없이 많은 소포가 난소에 축적되는 것 같은 난소의 변화.

- **철결핍성 빈혈:** 철분 결핍은 혈액 내 산소 운반 단위를 쓸모 없게 만들어서 피로, 숨참, 감염 및 심박동의 증가를 유발할 수 있다.
- **케토산증:** 신체가 당과 탄수화물 대신에 지방을 태울 때 혈액내에(케톤으로 알려진) 산의 농도가 높아지는데, 이것은 혼수와 죽음으로 이어질 수 있다. 이 문제는 앳킨스 다이어트(Atkins diet)와 같이 높은 지방과 매우 낮은 탄수화물 식이요법을 하는 사람에게 나타난다. 케토산증은 굶주림, 과도한 하제 사용, 탈수, 고혈당증, 알코올 남용, 당뇨에 의해 야기될 수 있다.
- **신장 감염 및 신부전:** 신장은 신체의 정산소이다. 신장은 신체의 독을 해독하고, 산 농도를 조절하고, 수분 균형을 유지한다. 탈수, 감염, 저혈압은 신장 문제의 위험을 증가시킨다.
- **솜털(얼굴, 등, 팔):** 굶주리고 영양이 부족한 동안 체온을 따뜻하게 하기 위해 만들어진 보호 기제로, 가는 털이 자라게 된다. 가끔씩 식이장

애가 있는 사람의 속눈썹이 이와 같은 기제로 더 풍성히 자라기도 한다.

- **간부전:** 간은 세포의 폐기물을 제거하고 소화를 돕는다. 월경의 소실, 탈수, 만성 심부전은 간의 손상이나 부전을 일으킬 수 있다.
- **저혈압:** 저혈압은 굶주림, 저체온, 영양 결핍, 탈수에 의해 생길 수 있으며 심장 부정맥, 쇼크, 심장 마비를 일으킬 수 있다. 기립성 저혈압은 앉거나 서면서 갑자기 혈압이 떨어질 때 발생한다. 증상으로는 어지럼증, 시야 흐림, 실신, 가슴 두근거림, 두통 등이 있다.
- **저체온:** 거식증이 있는 대부분의 사람들과 대식증이 있는 사람들 중 일부는 늘 추위를 타는데, 저혈압과 체지방 및 근육의 소실 때문이다. 추위로부터 신체를 보호해주는 건강한 단열 지방층이 사라진데다가 열을 생성할 만큼 충분한 음식을 섭취하지 않기 때문이다.
- **낮은 혈소판 수치:** 비타민 B_{12}와 엽산의 결핍 및 과도한 알코올 남용에 의해 야기된다. 또한 억압되거나 결핍된 면역 체계의 지표일 수도 있다.
- **영양실조:** 영양실조는 열량, 단백질, 지방, 탄수화물, 특정 영양소, 신체에 필요한 미량 영양소 중 일부 혹은 전부의 결핍을 의미한다. 영양실조는 호흡기 감염, 신부전, 시각 상실, 심근 경색, 사망을 포함하는 심각한 건강 문제들을 야기할 수 있다.
- **근육 쇠약:** 영양과 열량이 부족하면 신체가 영양소를 공급받기 위해 근육을 소모하게 된다. 신경근의 기능 손상은 비타민과 미네랄, 특히 칼륨 결핍 때문에 생길 수 있다. 일부 내담자들은 극심한 근육 약화로 인해 움직이기가 힘들거나 불가능한 일시적 마비를 경험하기도 한다. 나는 마치 다리가 고무로 만들어진 것처럼 걸을 수 없는 내담자를 본 적도 있다. 이것은 낮은 칼륨 수치와 영양소가 결핍된 뇌나 뇌척수 안의 뇌세포의 퇴화로 인한 결과일 수 있다. 만약 치료되지 않으면, 일시적 마비는 빈도와 심각도가 늘어나면서 영구적 근육 약화와 심지어 죽음으로

이어질 수 있다.

- **췌장염:** 하제나 살빼는 약의 과다 사용은 소화 효소가 췌장을 공격하게 해서 췌장염을 일으킬 수 있다.
- **이하선의 팽배:** 이하선(침샘)은 뺨 뒤와 귀 아래에 있다. 구토 후 보통 하루 이상 지나면 두 가지 종류의 이하선 모두 부어 오르게 되고 유행성 이하선염이 있는 것처럼 보일 수 있다. 부기를 가라앉히는 방법으로 사탕을 빨아 먹기도 한다.
- **경련:** 거식증과 대식증이 있는 사람들에게서 경련의 위험이 증가하는 것으로 알려져 있으며, 이는 탈수, 고혈당증, 또는 케토산증에 의해 야기될 수 있다. 장기간의 영양실조와 뇌로 산소를 운반하는 세포의 부족이 원인일 수도 있다.
- **수면 문제:** 식이장애 환자들은 잠이 들거나 수면을 유지하는데 어려움을 겪곤 하는데, 그 이유는 다양하다.
- **식도 열상:** 말로리 바이스 열상(Mallory-Weiss tears)으로 알려져 있으며, 반복적이고 강제적인 자기 유도 구토에 의해 생길 수 있다. 구토할 때 피가 섞여 나오기도 하지만, 심각하게 위험한 상태는 아니다.
- **전신 쇠약과 피로감:** 일반화된 불량한 식사 습관, 전해질 불균형, 비타민과 미네랄 결핍, 우울증, 영양실조, 심장 문제 때문에 일어날 수 있다.

일부 의학적 합병증은 아주 심각한 것들은 아니며 대부분이 영양 회복과 함께 사라진다. 하지만, 기억해야 할 중요한 점은 식이장애로 인한 다양한 의학적 합병증 때문에 사망할 수도 있다는 점이며, 다음과 같은 점에 항상 주의를 기울여야 한다: 심부전, 폐허탈, 내부 출혈, 뇌졸중, 신부전, 경련, 간부전, 췌장염, 위 파열, 자살.

Q27 식이장애가 있다면 어떤 의학적 검사를 해야 하나요?

의사는 현재 주의를 기울여야 할 의학적 문제나 합병증을 검사하는 것 뿐 아니라 추후 비교를 위해 기저를 확립해 두어야 한다. 예를 들어, 몇 달 간격으로 갑상선이나 골밀도를 검사한 경우 결과가 정상 범주에 속할 수는 있지만 하강 경향을 보인다면 중요한 정보를 제공해 줄 수 있다. 식이장애와 관련되어 어떤 의학적 검사가 행해지는지 다음에 간단히 나와 있다. *식이장애 원전*(The Eating Disorder Sourcebook, Costin, 2007)과 같은 책들은 의학적 검사 및 문제에 대해 더 세부적인 정보를 제공한다.

체온, 심박동수, 혈압과 같은 생명징후들은 체중과 함께 측정되어야 하고 (체중에 관해서는 4부에 좀더 자세히 나와 있다.) 치료 동안 필요시 마다 측정되어야 한다. 저체온과 **서맥**이나 **빈맥**의 박동수는 면밀히 감시되어야 한다. 예를 들어, 앉았다가 일어나면서 생긴 혈압 변화는 위험할 수도 있으며 병원이나 치료 프로그램에 의뢰되어야 할 수도 있다.

> ***서맥 :***
> 너무 낮은 박동수. 성인에서 낮은 심박률은 보통 1분에 60회 미만을 뜻함.
>
> ***빈맥 :***
> 너무 높은 박동수. 안정 상태의 성인에게서 과도하게 빠른 심장 박동은 분당 100회를 초과함.

의사는 식이장애 환자의 의학적 평가의 일부로서 "식이장애 검사 세트"를 지시해서 시행하여야 한다. 이 검사는 보통 신체적 검사에서는 포함되지 않지만 식이장애 환자에게는 시행되어야 한다. 주로 다음과 같은 검사가 권유된다:

- **일반혈액검사**
- **일반화학검사:** 전해질, 간, 신장, 췌장 기능의 측정. 전체 단백질, 알부민, 칼슘, 혈침속도가 포함되어야 한다.

- **전해질검사:** 이 검사는 보통 앞서 언급된 일반화학검사에 포함되지만 의사가 이 검사만 지시하는 경우도 있다.
- **마그네슘과 인 수치:** 이 수치는 정기적으로 측정되지는 않지만, 거식증 환자, 특히 재급식 문제가 있는 환자에게서는 검사되고 감시되어야 한다.
- **혈청 아밀라아제:** 췌장 기능과 하제 사용의 지표가 될 수 있다.
- **갑상선과 부갑상선 수치:** 대사 기능 수준을 나타낸다.
- **호르몬 농도**

선택적으로 수행되는 다른 검사들은 다음과 같다:

- **심전도:** 심장 기능을 측정한다.
- **흉부 엑스선 검사:** 가슴 통증을 조사한다.
- **복부 엑스선 검사:** 지속되거나 고통스러운 변비나 위 팽창을 검사한다.
- **역류와 관련된 낮아진 식도 괄약근 압력 검사:** 자발적인 구토나 심각한 소화불량을 조사한다.
- **유당 불내증에 대한 락토오스 결핍 검사:** 유제품을 소화하지 못하는 환자에게 실행된다.
- **심각한 변비와 관련된 전체 장 통과 시간:** 심각한 경련과 고통을 수반하는 지속되는 변비는 막힘을 의미할 수 있다.
- **C-3보체 수치, 혈청 페리틴, 혈청 철, 트랜스페린 포화도:** 단백질과 철 결핍을 가장 민감하게 감지해 낼 수 있는 검사
- **골 미네랄 밀도 검사:** 많은 연구들에 의해 골 미네랄 밀도(골밀도)의 결핍이 식이장애, 특히 거식증의 흔하고 심각한 의학적 합병증임이 밝혀졌다. 낮은 골밀도는 질문 26에서 언급된 것처럼 골감소증이나 골다공증을 야기할 수 있다.

• **체중:** 의사나 치료진의 누군가(보통 영양사)가 환자의 체중을 정기적으로 측정하고, 환자를 안심시키며, 적합할 때는 체중 증가와 같은 치료 목표의 경과를 평가해야 한다. 체중 및 영양사를 만나는 것과 관련된 내용은 4부에서 더 자세히 논의된다.

28 골밀도 검사가 필요한지 어떻게 알 수 있나요?

골밀도 문제는 피상적인 검안으로는 알 수 없고 검사를 통해 알 수 있다. 거식증의 진단 기준을 만족하는 사람들뿐만 아니라 대식증이 있는 사람들, 그리고 과거에 신경성 거식증 삽화가 있었던 사람들(대식증이 있는 사람들의 50%까지)이 검사를 받아야 한다. 식이장애의 진단 기준 모두를 충족시키지는 않지만 무월경이나 간헐적인 월경 주기가 있었던 사람들도 검사를 받을 필요가 있을 수 있다. 식이장애가 있는 남성도 골밀도 문제가 있을 수 있다는 증거가 늘어나고 있으므로 남성들도 검사를 받아야 한다. 골밀도를 측정하기 위한 민감하고 특별한 방법으로 **이중 에너지 X선 흡수 계측법**(DEXA)이 권유된다. 이 방법은 골량의 작은 변화를 측정하기 때문에 가장 정확하며, 척추와 사지 모두 검사할 수 있다. 주치의에게 이 종류의 골밀도 검사에 대해 문의해 보라.

이중 에너지 X선 흡수 계측법(dual-energy X-ray absorptiometry, DEXA) : 골밀도를 측정하기 위해 현재 가장 광범위하게 사용되는 방법.

29 주치의가 거식증의 결과로 무월경이 생겼다고 말하는데, 호르몬 대체 요법을 받아야 하나요?

호르몬 대체 요법은 거식증이나 대식증 환자의 골밀도 문제의 치료나 예방으로서 확립되지 않았다. 신경성 거식증에서의 골밀도 소실은 폐경기 여성에서의 소실과 다른 것으로 보이므로 다른 치료를 필요로 한다. 월경이 정상적으로 다시 시작될 건강한 정상 체중에 도달하려고 노력하고 있을 때 호르몬 대체 요법을 받는 것도 문제가 될 수 있다. 그러나 의사들은 일부 사례에서 도움이 되고 또는 사용 가능한 유일한 도구이기 때문에 무월경이 있는 여성들에게 호르몬 대체 요법을 종종 처방한다. 요즘은 무월경이 오랫동안 지속되는 경우가 아니라면 호르몬 대체 요법은 권장되지 않는다(각 사례와 의사에 따라 차이가 있지만, 몇 개월, 심지어 몇 년 동안 무월경이 지속되어도 반드시 호르몬 대체 요법이 권장되지는 않는다). 1500~1800mg의 칼슘을 매일 먹는 것과 같은 다른 방법이 훨씬 쉬운 방법이다. Fosamax와 같은 새로운 약물이 골밀도 문제에 시도되고 있지만 여전히 실험 단계이다. 어떤 방법이 당신에게 최선인지 식이장애를 전문으로 하는 의사에게 물어보라.

Q30 *무월경 증상이 있었지만 지금 약을 복용중인데, 그렇다면 무월경 증상은 없어진 것인가요?*

이러한 생각은 위험하다. 약(호르몬 대체 요법)을 복용하는 것은 실제의 것에 대한 대체일 뿐이다. 약은 과학자들이 당신의 신체를 '눈가림해서' 월경을 하도록 개발한 방법이다. 자체적으로 월경을 할 수 있는지 알아보기 위해서는 약을 끊어야 한다. 대체 요법 때문에 월경을 한다면, 여전히 무월경이 있는 것이다.

Q31 치아가 부식되고 있는데, 하제 사용 때문인가요? 내가 할 수 있는 것이 있나요?

하제 사용(구토)을 하게 되면 위산으로 인해 치아의 에나멜이 부식된다. 그러면 에나멜의 손실, 시린 이, 충치가 생길 수 있다. 영양소의 결핍으로 치아가 부식되는 경우도 있는데, 이것은 주로 장기간 거식증이 있는 사람에게서 나타난다.

Q32 재급식 증후군이란 무엇인가요?

재급식 증후군은 굶주리거나 심하게 영양 실조인 사람이 고열량의 섭취를 시작한 후에 생명을 위협하는 수준의 수분과 전해질 변화를 겪을 때 발생한다. 이 증후군은 음식 섭취를 하는 환자에게도 발생할 수 있지만, **장을 통한(튜브영양법)** 혹은 **장관외의(정맥영양법)** 영양 공급을 받는 사람에게 더 흔하다. 재급식 증후군은 위험하며 심장에 부담을 줘서 심장 발작을 유발할 수도 있다. 재급식 증후군을 피하기 위해서는 전해질 수치를 측정해 정상 수준으로 만들어야 하며 적절한 양의 비타민과 미네랄을 확보하면서 천천히 열량을 늘려 나가야 한다. 만일 재급식 증후군이 생기고 있다면 부종과 빠른 박동이 나타나기 때문에 이러한 것들이 자주 검사되어야 하며 만일 발견된다면 열량이 즉시 낮춰져야 한다. 재급식 초기에는 일주에 몇 차례씩 장기 기능, 수분 균형, 혈청 전해질(특히 인, 칼륨, 마그네슘)을 측정해야 하며 그 후에는 측정 기간을 점차 늘려서 일상적인 검사

재급식 증후군 :
영양실조였던 환자가 고열량 식사를 할 때 발생하며, 결과로서 인, 마그네슘, 칼륨이 빠르게 감소함.

장관 영양법(튜브영양법) :
문자 그대로 위장관을 통한 영양분(음식, 경구 보충제와 모든 종류의 튜브 영양)의 전달.

비경구영양법(정맥영양법) :
완전비경구영양법은 위장관을 우회하여 정맥으로 주입하는 섭식방법임.

만 행해지게 된다.

Q33 식이장애가 있는데 임신을 했어요. 아기에게 해로울까요?

식이장애를 가진 여성은 수정 능력에 문제가 있을 가능성이 높고, 임신이 되었다면 유산, 고위험 임신, 출생 결함의 위험률이 높고 산모나 아이의 사망률도 높아진다. 신경성 거식증이 있는 여성은 임신 동안 체중이 충분히 증가되지 못하고 저체중 및 이와 관련된 건강 문제가 있는 아기를 낳을 수 있다. 대식증이 있는 여성이나 하제 사용을 하는 사람들은 탈수, 화학물질 불균형, 혹은 심장의 불규칙성 등의 문제가 있을 수 있는데, 임신은 이러한 건강 문제를 악화시킨다. 과체중이며 폭식장애가 있는 여성은 고혈압이나 임신성 당뇨가 생기거나 과체중 아기를 낳을 위험이 높다.

식이장애와 관련된 모든 의학적 문제들이 태아의 성장에 영향을 미칠 수 있다. 식이장애 여성의 임신 관련 위험들에는 다음과 같은 것이 있다:

- 유산
- 임신성 당뇨
- **전자간증**(임신중독증)
- 양수 부족
- 모유 수유의 어려움
- 미숙아
- 태반 조기 박리
- 분만 동안의 합병증 (예: 둔위 분만)
- 자궁 경부 무력증

> ***전자간증 :***
> 임신과 산후 시기 중에 일어나며 산모와 태아에게 영향을 주는 질병.

• 태아의 성장 지연
• 저체중
• 분만 합병증
• 구개열과 같은 출생 결함과 태아의 비정상
• 출생 후 즉시 아기의 호흡 곤란 증후군
• 산후우울증
• 출생 전 후의 높은 사망률
• 낮은 **아프가 점수**(출생 1분 후와 5분 후에 피부 색깔, 심박동수, 움직임, 호흡, 반사와 같은 몇가지 특징을 평가하여 나쁨을 뜻하는 0에서 좋음을 뜻하는 2 사이로 점수가 매겨진다)

아프가 점수 :
심박수, 호흡 노력, 근육긴장도, 피부색, 그리고 콧구멍을 도관으로 자극한 반응을 점수화 함.

물론 임신을 시도하기 전에 식이장애와 관련된 체중 및 행동 문제들을 해결하는 것이 가장 좋다. 만약 이미 임신했다면 균형 있는 식사를 하고, 충분한 수분을 섭취하고, 의사에 의해 권장되는 태아기의 비타민과 다른 보충제들을 섭취함으로써 자신을 돌보는 것보다 더 중요한 것은 아무 것도 없다. 식이장애에 대한 지식이 있는 의사로부터 전문적인 의학적 도움을 받아야 하며 심리적인 도움도 반드시 받아야 한다. 당신이 전문가들 앞에서 솔직해야만 그들이 임신과 식이장애와 관련된 문제에 도움을 줄 수 있다는 사실을 기억하라.

다음의 목록은 식이장애가 있는데 임신을 희망하거나 현재 임신 중인데 식이장애가 있는 사람들을 위한 지침이다:

• 가능하다면 임신하기 한참 전에 식이장애를 이해하는 의사를 찾아 가라. 의사에게 솔직하게 당신의 식이 습관, 두려움, 다이어트 행동과 과거력, 현재의 식이장애 행동들에 대해 이야기해야 한다.

- 가능하다면 임신하기 전에 식이장애에 대한 전문 지식이 있는 영양사의 조언을 구하라. 임신 기간 내내 영양사와 의사를 만나서 무엇을 얼만큼 먹을지, 그리고 음식에 대한 두려움을 어떻게 다룰지에 대해 도움을 받아라. 출산 후 얼마 동안은 영양학적 상담을 계속 받음으로써 당신의 체중에 대한 느낌을 다루고 건강한 방법으로 정상 체중으로 돌아오기 위해 전문적이고 섬세한 도움을 받아라.
- 저울의 숫자가 당신의 기분을 저하시키거나 자극할 수 있기 때문에 이러한 전 과정 내내 당신의 체중을 측정하는 것은 의사나 영양사에게 맡기도록 강력히 권유한다. 저울 눈금을 뒤로 하고 체중을 측정한 후 의사나 영양사만 숫자를 알고 있게 하라. 당신이 몸무게를 알지 않아도 의사나 영양사가 조언을 줄 수 있고 이 부분과 관련하여 문제가 있는지 여부를 알려 줄 수 있다.
- 식이장애를 극복하기 위해 치료를 받아야 한다. 음식, 체중 증가, 신체상과 관련된 두려움과 걱정들, 그리고 어머니라는 새로운 역할을 포함한 임신과 관련된 당신의 느낌에 대처할 수 있도록 도움이 필요하다.
- 배우자와 함께 치료를 받는 것도 도움이 된다. 배우자는 당신을 지지하기 위한 가장 좋은 위치에 있지만, 배우자의 두려움과 염려도 작업해 나가야 할 가능성이 높다. 각 사례마다 다르기는 하지만, 개인 치료자가 커플 상담을 하기도 한다.
- 출산 전 운동 강습과 식이장애에 대한 지지 단체는 신체적, 정신적 문제들을 다루는데 유용한 도움이 될 수 있다. 어떤 단체든지 간에 참석하기 전에 먼저 의사나 치료자의 확인을 받아라.
- 임신, 분만, 아이 발달, 양육 기술 수업도 어머니가 되는 것을 준비하는데 도움이 될 수 있다.
- 만일 식이장애 또는 관련 문제를 위한 약물을 복용 중이라면 약물 복용을 계속해도 되는지에 대해 의사나 정신과 의사와 상의해야 한다.

Q34 체중을 줄이려고 하제를 사용하곤 했는데 이제는 중독된 것 같아요. 평생 동안 하제를 사용하게 될까요?

첫째, 하제가 체중을 줄이는데 매우 비효율적인 방법이라는 것을 알아야 한다. 열량은 소장에서 흡수되고 하제는 대장에 영향을 준다. 당신이 제거하게 되는 것은 다량의 묽은 설사와 전해질이다. 보통 식이장애가 있는 사람들은 비록 정상적인 장 습관을 회복하기 위해 수 주의 시간이 걸리기는 하지만 하제를 효과적으로 끊게 된다. 하제를 끊을 때는 많은 수분과 섬유질을 섭취하는 것이 중요하다. 운동도 도움이 되지만, 심각한 저체중 환자에게는 권유되지 않는다. 어떤 사람들은 하제 의존이 생기지만 흔하지는 않다. 만일 변비가 지속된다면 글리세린 좌약, 자극이 없는 삼투압성 하제, 혹은 **미라랙스(MiraLax)**라고 불리는 상품이 도움이 될 수 있는데 주치의의 허락 하에 복용되어야 한다. 드문 경우 대장 기능의 소실이 심각해서 고치기 어려운 변비를 치료하는데 **결장 절제술**이 필요할 수도 있다. 나는 너무 심각하게 하제를 남용해서 장 조절의 모든 능력을 잃어버렸기 때문에 24시간 내내 대변 주머니를 차야 했던 26살의 젊은 여성과 60살의 나이든 여성을 치료한 적이 있다.

> ***미라랙스 :***
> 변비 치료제
>
> ***결장 절제술 :***
> 결장(대장)의 일부 혹은 전체를 제거하는 수술.

제 3 부

식이장애의 원인

- 식이장애는 결국 통제에 관한 것이라고 들었는데, 이것이 사실인가요?
- 식이장애는 날씬함에 대한 문화적 강조 때문에 발생하나요?
- 대중매체가 식이장애를 유발하나요?

등등…

Q35 식이장애는 결국 통제에 관한 것이라고 들었는데, 이것이 사실인가요?

식이장애가 통제에 관한 것이라고 믿는 것은 너무나 단순화된 견해이지만, 통제 문제가 어느 정도 역할을 한다. 흔히 내담자 스스로도 통제 문제와 그것이 어떻게 자신의 식이장애와 연관이 있는지에 대해 이야기를 한다. 거식증과 대식증을 겪고 있는 사람들은 무언가를 통제하려는 것처럼 보이고, 자신의 몸을 출입하는 음식과 몸무게를 조절하는 것은 자신의 삶을 조절하려는 상징적인 것이다. 대식증이 있는 사람들은 음식에 있어 통제력을 잃은 것처럼 느낀다. 음식에 대한 그들의 대응이 사람들에 대한 대응과 얼마나 닮았는지를 알려주는 것이 그들 증상을 이해하도록 하는 데 도움을 준다. 거식증이 있는 사람들은 자신이 모든 음식을 꼼꼼히 살펴보고 다른 사람들도 꼼꼼히 뜯어본다는 것을 발견할 수도 있다. 이런 사람은 완벽주의자이자 음식과 사람들을 두려워할 수도 있다. 대식증 환자는 폭식을 하고, 사람들을 제거한다는 것을 발견할 수도 있다. 여러 관계를 전전하기도 한다. 대식증 환자는 그들이 충분한 음식과 관계를 얻을 수 없다는 감정을 종종 호소하곤 한다. 그들은 그들 중 하나라도 없는 것을 두려워한다. 나는 모든 내담자에게 자신의 음식과의 관계와 사람들과의 관계가 어떻게 닮았고 치료를 통해 어떻게 되풀이 하는 지를 물어보고, 치료 회기 중에 이 점을 다루고 넘어간다. 개입은 음식과 사람 중 서로에게 영향을 주는 어떤 것에 대해서라도 행해질 수 있다. 사람의 대인 관계를 도와 주면, 그런 관계가 음식과의 관계를 개선시킬 수 있다. 마찬가지로 음식과의 관계를 개선시키면, 대인 관계가 향상될 수 있다.

Q36 식이장애는 날씬함에 대한 문화적 강조 때문에 발생하나요?

지난 30년 동안 나는 최고 인기 있는 수퍼모델처럼 보이려 하는, 특별한 날을 위해 살을 빼려고 구토를 하고, 해변가에 갔을 때 날씬한 배를 보여주기 위해 이뇨제를 복용하고, 특정 몸무게를 위해 모든 것을 포기하고, 너무 배가 부를 때까지 폭식을 하고, 자신이 원하는 것을 어느 것도 얻을 수 없어 비참해 지는 젊은 여성들의 이야기를 수없이 많이 들었다. 나 역시 식이장애를 겪었고, 다이어트하려는 압력을 받았고, 받아들여지기 위해 날씬해야 하고, 사랑받기 위해 더 날씬해져야 하며, 특별해지고 부러움을 받기 위해 가장 말라야 한다는 압력을 받았다. 우리는 외모에 중점을 두고, 특히 날씬함에 대해서는 너무 당연하고 여성 고유의 특성으로 여기며, 그렇게 된다는 것 자체가 여성이 되는 것으로 여기는 세상에 살고 있어, 그것이 없는 세상은 상상하기 힘들다. 캐롤린 냅(Caroline Knapp)은 그의 책 '식욕'에서 "오늘날 새로운 것은 없다. 날씬함에 대한 (내적, 외적) 강요는 너무 흔해서 모두들 당연하게 여기며, 그것을 의식하지 않을 수 없다. 몸무게가 중압감을 가지기 이전의 모델, 배우, 미인 대회 참가자의 평균적인 모습이 얼마나 달라졌는지, 식품점에서 저칼로리나 저용량을 표시하지 않는 진열대를 보이는 것을 상상하기 힘들며, 마네킹이 사이즈 2 대신 사이즈 8을 입는다는 것도 상상하기 힘들다."라고 썼다.

살을 뺀다는 것이 사람들을 행복하게 만든다는 생각이 비록 그것이 사실이 아니고, 장기적으로 그렇게 작용하지 않음에도 불구하고 수 십억 달러의 산업을 육성했다. 그럼에도 우리 주위에서 흔히 볼 수 있는 이미지를 얻기 위해 다이어트를 한다. 일반 여성보다 25% 적은 체중의 수퍼모델들이 세상을 대변하고, 나이나 키에 비해 15~20% 적게 몸무게를 유지하는 것이 건강한 것으로 여겨진다. 많은 사람이 거식증으로 입원해야 할 것처럼 보인다. 사실 2006년 가을, 한 수퍼모델이 의상 무대에서 내려온 후 죽었다. 이것이 마드리드 패션 협회가 체질량지수 18 이하의 모델은 무대에 설 수 없도록 하는 조치를 시행하도록 했다. 이 조치는 브라질 수퍼모델인 아나 캐롤리나 레스톤(Ana Carolina Reston)이 거식증의 합병증으로 사망을 하자 더 가속되었다. 저 체중 모델에 대한 세상의 관심에 대응해, 다이언 폰 퍼스텐버그(Diane von Furstenberg)가 회장으로 있는 미국 패션 디자이너 협회는 미국 패션 산업의 복지와 건강에 대한 인식을 촉진하기 위해, 공식적인 건강 지침을 만들었다. 새 지침이 어떻게 실시될지는 모르지만, 산업계로부터 나온 바람직하고 다소 지체된 반응이다. 이것은 올바른 방향의 첫걸음이며, 나는 개인적으로 더 많은 성과를 기대한다.

미용성형, 지방 흡입, 포토샵 기술은 모델과 배우를 현대의 이상적 기준에 맞게 만들어 주는데, 점점 더 많은 대중이 그들을 쫓아한다. 이런 이미지와 이상이 우리 문화에 너무나 만연해 있기 때문에, 그 영향력을 가늠하기는 매우 힘들다. 다이어트는 삶의 일부분으로, 특정 사이즈에 맞추기 위해 굶는 것은 여성의 삶의 일부분이며, 체중계가 없는 여성은 찾기 힘들다.

이런 상황에서, 여성들이 다이어트를 단지 체중 감소뿐만이 아니라, 지위, 힘, 통제, 인정을 얻기 위한 도구로 여기는 것은 당연하다. 다이어트와 잘못된 섭식은 다른 문제에 대한 해결책이 될 수 있고, 다이어트의 증가가 식이장애의 증가로 이어진다. 여성의 날씬함에 대한 문화적 강조가 왜 식이장애가 여성에게 주로 문제가 되는가에 대한 설명이 될 수 있다. 그러나 여기서 캐롤린 냅의 말을 상기하는 것이 중요하다: “특히 여성의 체중에 대한 우리의 문화적 집착은 여성의 신체에 대한 호의적이지 않는 선입관과 관련이 된다. 겉으로 드러나는 체중에 대한 집착 뒤에는 더 복잡한 다른 문제들이 가려져 있을 수 있다. 심리적 문제보다는 허리 사이즈가 눈에 더 잘 띄는 것이다."

식이장애는 날씬함의 내재화가 중요한 기여 인자라는 생각에 확신을 주는 방식으로 다른 문화에서도 증가하고 있다. 문화가 더 현대화되고 서구화될수록, 더 많은 서양의 상품, 영상, 생각에 노출될수록, 식이장애가 증가한다. 이 점은 아름다움에 대한 서양 문화의 이상, 특히 날씬함에 대한 이상이 적어도 부분적으로는 식이장애 행동을 유발한다는 사실을 암시한다.

Q37 대중매체가 식이장애를 유발하나요?

대중매체는 문화를 퍼트리는 방식이며, 우리는 이전 질문에서 식이장애에 영향을 끼치는 문화의 영향에 대해 알아보았다. 구체적으로, 대중매체가 다이어트, 치수, 차별, 신체 이미지 불만족에 영향을 끼친다는 더 많은 증거가 있다. 이것들이 모두 식이장애의 전구 요인이다. 연구는 잡지에서 다이어트와 식이장애에 대한 기사가 점점 더 증가한다는 것을 보여준다. 대중매체는 중요한 것은 내적이라는 것을 부인하고, 뻔뻔스럽게 어떤 사람인가보다 어떻게 보이는가가 더 중요하다고 표현한다. 마른 여성은 모든 방면에서 이상화되고, 뚱뚱한 여성은 놀림감이 된다. TV 영상은 날씬해지고 아름다워 지기 위해 많은 돈을 쓰라는 광고를 수없이 보여주며, 이것을 이루기 위해 물건을 사거나 행동을 하도록 한다.

대중매체가 분명히 거식증, 대식증, 폭식장애를 유발하는 것은 아니다. 만약 대중매체가 식이장애를 직접적으로 유발했다면, 오늘 우리가 볼 수 있는 것보다 더 많은 사례를 볼 수 있을 것이다. 식이장애가 완전히 진행되는데 영향을 끼치는데에는 다양한 위험 요소들이 있으며, 여기에는 심리학적, 유전적, 생물학적, 문화적 요소가 포함된다. 그러나 대중매체는 다이어트를 부추기며, 다이어트는 위험 요소이다. 방송 영상과 광고가 이전에 1장에서 달리 분류되지 않는 식이장애로 언급한 많은 경우에 책임이 있다. 우리 사회는 대중매체로 가득차 있다.

현존하는 모든 연구 중에서, 식이장애에서 대중매체의 역할에 대해 가장 흥미롭고 주목해야 할 것은 피지 연구라고 알려진 것이다. 하바드 대학의 앤 베커(Anne Becker)와 동료들은 피지 섬에서 TV 유입의 효과에 대해 연구할 기회를 가졌다. 1995년 이전에는, 피지인들은 TV를 보지 않았고, 다이어트를 하지 않았으며, 식이장애도 없었다. 앤 베커에 의하면, 피지의 2000년간의 문화 동안, 그들은 살 빼는 것을 나쁘게 여겼으며, 이웃이 그렇게 하면 살을 찌우려고 도왔다. 살 빼기 위해 굶거나 토하는 것은 생각할 수 없었으며, 식이장애는 들어본 적이 없었다. TV가 소개되고 베이 워치(Bay watch)같은 프로그램이 상영된지 3개월 만에, 청소년 소녀들이 다이어트를 하였으며, 3년 만에 11%가 살을 빼기 위해 구토를 하였다. 그 이유를 물어보았을 때, 피지 소녀들은 살을 빼는 것이 그들의 위상을 높이는 것이라 답했다. 이것은 놀라운 효과이다. 독자들은 더 자세히 연구를 살펴보도록 하라.(이 연구에 대해 인터넷에서 쉽게 검색할 수 있다.) 이 피지 연구가 문화, 대중매체, 식이장애에 관한 가장 중요한 연구 중 하나라고 믿는다. 만약 약이나 물질이 이런 어마한 부정적인 영향을 끼친다면, 우리는 할 수만 있다면 그것들을 아이들로부터 뺏어 멀리 치워버리겠다. 독자들도 집에서 TV 시청 시간을 결정할 때, 이것을 염두에 두어야 한다. 부가적으로, TV에 대한 다양한 대체물을 마련해 두는 것이 좋다. 부모들은 나쁜 정보로부터 포격을 당하고 있는 청소년에게 방어 수단을 마련해 주어야 한다.

Q38 식이장애의 생물학적 원인이 있나요?

연구자들은 식이장애의 발달에 영향을 미치는 생물학적 요소를 계속 찾고 있는데, 아직까지는 치료 전략을 증진시킬 만한 획기적인 발견은 없었다. 몇몇 초기 연구들에서 세로토닌과 도파민 같은 **신경전달물질**이 거식증과 대식증에 중요한 역할을 미칠 수 있다는 가능성을 제시했지만, 정확히 어떻게 작용하고, 그래서 우리가 무엇을 할 수 있는지는 명확하지 않다.

신경전달물질 :
한 뇌세포에서 다른 뇌세포로 전기신호를 전달, 증폭, 조절하는데사용되는 화학물질.

식이장애의 발달과 지속에 영향을 끼칠 수 있는 다른 생물학적 이상은 다음과 같다.

- 식욕에 영향을 미치는 내분비계의 손상
- 포만감을 더 오래 느끼게 하는 위 배출 문제
- 만족감이나 포만감을 느끼는 신체 상의 문제
- 아연 같은 필수 영양분의 부족(이것에 대한 더 자세한 것은 10장을 보아라.)

현재로서는, 식이장애의 생물학적 원인을 확인하고 치료 및 예방 면에서의 그 기여점을 탐색하기 위해 더 많은 연구가 필요하다.

Q39 식이장애가 유전이라고 들었는데 사실인가요?

식이장애의 발병에 영향을 끼치는 많은 위험 요소가 있는데, 유전도 그 중의 하나이다. 최근 수년 동안 식이장애의 발생에 관한 유전적 소인에 대한 새로운 증거가 연구자들에 의해 발견하였다. 식이장애가 유전된다는 것이 처음 발견되었다. 가족 중에 식이장애가 있는 사람이 식이장애가 생길 위험이 더 높다. 더 가까운 가족일수록, 식이장애가 생길 확률도 더 높다. 그러므로 직계 가족이 가장 큰 위험을 가진다.

식이장애 환자의 5~10%만이 가족력이 있다는 것을 고려하는 것이 중요하다. 우리는 유전자의 단순한 전달을 이야기하려는 것은 아니다. 연구에 의하면 유전자가 식이장애의 발생에 영향을 분명히 끼치지만, 이것은 매우 복잡한 상황이다. 유전자의 정확한 기여나 유전자가 어떻게 전달되는 가에 대해서는 알려져 있지 않다. 식이장애가 있는 가족의 행동을 보고 모방할 수도 있는 것이기 때문에, 식이장애의 얼마나 많은 부분이 학습되는가에 대해서는 불명확하다. 쌍둥이 연구가 중요한 이유가 그 때문이다.

일란성 쌍둥이가 이란성 쌍둥이보다 식이장애의 위험도가 높다. 일란성 쌍둥이가 정확히 같은 유전 구성을 가진다는 사실 때문에, 일란성 쌍둥이가 이란성 쌍둥이보다 식이장애의 위험도가 높은 이유를 유전적 원인이라고 간주한다. 그러나 일부 연구자들은 그런 경향이 과장되었으며, 일란성이 이란성 쌍둥이보다 더 유사한 환경에서 자라고, 대인관계에서 더 비슷한 대우를 받으며, 서로에게 더 큰 영향을 미친다는 점을 지적한다. 이 모든 것이 분리될 수 없는 요소이다. 즉, 일란성이 이란성보다 더 유사한 환경을 공유한다면, 일란성이 식이장애의 위험성이 더 크다는 유전학적 원인에 대한 해석은 왜곡된 것일 수 있는 것이다. 현재까지 특정 유전자가 식이장애의 위험을 증가시킨다는 분자구조의 연구는 거의 없고, 결정적인 것을 제공하지 못한다. 분명히 더 많은 연구가 필요하다.

유전학은 불안, 충동성, 완벽성 등 식이장애에 영향을 끼칠 수 있는 성격 특질과 기질에 영향을 미친다. 만약 10명이 다이어트를 한다면, 가장 충동적이고 완벽주의적인 사람이 극단까지 가서 신경성 거식증을 앓을 것이다. 기질을 결정짓는 유전적 영향이 유전이 식이장애의 발생에 영향을 끼치는 방식일 수 있다는 말은 꽤 설득력 있다.

Q40 내 일란성 쌍둥이 형제가 거식증이 있어요. 나도 자동적으로 거식증에 걸리게 될까요?

거식증에 걸린 일란성 쌍둥이 형제가 있다는 사실이 당신이 자동적으로 그 병에 걸린다는 것을 의미하는 것은 아니다. 이것은 통계학적으로 보았을 때 쌍둥이가 아닌 형제보다 식이장애 발생의 확률이 더 높다는 것을 의미한다. 이란성 쌍둥이 한 명이 신경성 거식증이 있다면, 나머지 한 명도 신경증 거식증에 걸릴 확률이 5%이다. 일란성 쌍둥이 한 명이 신경성 거식증이 있다면, 나머지 한 명이 신경성 거식증에 걸릴 확률은 약 56%라는 것이 연구를 통해 알려졌다. 질문 39에서 언급했듯이, 이러한 수치 상 차이의 얼마나 많은 부분이 비슷한 유전자나 환경의 영향인지 불명확하지만, 분명히 일란성 쌍둥이가 위험률이 더 높다. 다른 식이장애의 유전적 기여에 대한 비율은 더 불명확하다.

명백히 일란성 쌍둥이가 정상인보다 더 위험도가 크다는 것이 분명하기 때문에, 지금 식이장애가 있지 않더라도 자신의 신체나 다이어트에 대한 경향에 대한 자신의 감정에 주의를 기울여야 한다. 쌍둥이 형제에 대한 자신의 감정을 이야기하고, 식이장애로부터 자신을 보호하기 위해 도움을 얻는 것이 중요하다.

Q41 내가 식이장애가 있으면 딸이 식이장애에 걸릴 확률은 어느 정도인가요?

식이장애는 일반 인구에 비해 가족력 비율이 높고, 직계 가족이 더 먼 친척들보다 그 위험도가 더 높다. 그러나 이것은 당신이 식이장애가 있으면, 당신 딸이나 다른 가족이 그 병에 걸린다는 것을 의미하는 것은 아니다. 사실 약 90~95%는 식이장애를 앓지 않는다. 부모가 자녀들에게 유전적으로 식이장애를 전달하지는 않는다. 그러나 통계학적으로 위험도가 높기 때문에 딸의 어떠한 신호에도 주의를 기울이고, 식이장애에 대응할 수 있는 환경을 키워주는 것이 중요하다. 체중이나 외모에 대한 과도한 관심을 방지하고, 외모 외의 것에 중점을 두는 활동을 격려하도록 한다. 딸을 위해 할 수 있는 최선의 방법은 좋은 역할 모델이 되어 당신의 몸을 잘 다루는 것이다. 다이어트는 학습된 행동이다. 건강한 식이, 운동, 외모에 대한 행동 및 태도 모두가 중요하다. 분명히 이 조언은 모든 부모에게 적용되지만, 최근의 유전학적 발견 때문에 식이장애가 있었거나 현재 있는 부모에게 더 강조된다.

Q42 심리적인 문제가 식이장애를 유발하나요?

식이장애의 원인은 다양하다. 식이장애 환자 중 많은 사람들이 우울증이나 불안을 가지고 있고, 이는 식이장애를 유발하거나 발병에 영향을 미칠 수 있다. 낮은 자존감과 외모에 근거한 자존감은 기여 요소가 될 수 있다. 또래에 의한 놀림이나 체중과 관련된 비판은 날씬함과 제한적 섭식에 대한 동기가 될 수 있다. 충동 조절, 정서 조절, 완벽성, 강박성, 거부에 대한 민감성과 같이 식이장애와 관련된 다양한 정신과적 또는 성격 문제도 있다. 이런 성향이 식이장애를 의미하는 것은 아니지만, 식이장애 환자가 이런 경향을 흔히 보이기 때문에 주의 깊게 관찰하는 것이 필요하다. 이런 경향이 있는 사람들에게서는 다이어트 수단으로 시작되는 식이장애 행동이 종종 대처 방식이 된다. 예를 들면, 거절에 매우 취약한 사람은 인정과 승인을 얻기 위한 수단으로 체중을 감소한다. 정서 조절이나 충동 조절이 부족한 사람은 다이어트를 시도하나, 엄격한 다이어트 계획을 따를 수 없다. 다이어트를 어긴 것에 대해, 불쾌감은 느끼고 하제를 사용하게 된다. 결국, 이 사람은 "나는 이미 망쳤고, 곧 하제를 사용할 것이기 때문에 먹고 싶은 것을 다 먹을 것이다."라고 생각한다. 이는 곧 "기분이 나쁘기 때문에 폭식하고 하제를 사용해야 겠다."라는 방식으로 변한다. 결국 완전한 신경성 대식증 환자가 되고, 규칙적인 생활 습관으로 삼는다. 어떤 사람들은 공복감을 피하기 위해 폭식을 한다. 어떤 사람들은 너무 불안해서 그런 엄격한 규칙 하에 있는 것이 안정감과 평온함을 느끼게 해주는데, 이것은 생물학적 요소가 있는 것 같다.

지난 30년에 걸쳐, 나는 수많은 식이장애 환자를 치료했고, 그들의 특질이 장점이 되도록 도와 주었다. 완벽주의적 기질이 있는 사람이 이를 체중 감소보다 더 가치 있는 목적이나 예술적 재능으로 돌리거나, 불안한 사람이 요가나 약을 통해 불안을 조절하는 것을 보거나, 학대 받은 사람이 그것이 자신의 잘못이 아니고, 이를 자신의 신체로 표현하지 않도록 배우는 것을 보는 것은 나의 기쁨이다. 식이장애 환자들에게 그들의 기질에 긍정적으로 대처하고 자신의 증상이 다른 문제를 다루는데 사용되고 있다는 점을 발견하도록 가르치는 것이 그들이 다른 대응 방식을 찾고, 완전히 회복할 수 있도록 돕는 열쇠가 된다.

43 성적 학대가 식이장애의 원인인가요?

임상가들은 오래 전부터 식이장애 치료를 위해서 온 환자 중 일부 집단이 성적 학대의 경험이 있다는 점을 인식해 왔다. 성적 학대를 경험한 모두가 식이장애를 앓는 것은 아니다. 오랫동안 식이장애와 성적 학대의 관계는 불분명 했다. 외상후 스트레스 장애가 되는 성적 학대가 신경성 대식증과 폭식/하제 형의 신경성 거식증과 같이 하제를 사용하는 식이장애의 위험 요소가 된다는 것이 최근 연구에서 알려졌다(**외상후 스트레스장애**는 정신적 외상이나 생물을 위협하는 사건을 경험하거나 목격한 후에 발생하는 정신과 질환이다.). 분명히 다른 종류의 식이장애를 진단받은 환자 역시 성적 학대의 병력이 있으나 이 정도로 흔하지는 않다. 식이장애가 있고 어린 시절 성적 학대 경험도 있었던 사람들은 식이장애 이외에도 다른 정신과적 장애를 진단받을 가능성이 훨씬 높다. 성적 학대나 다른 종류의 피해 또는 외상후 스트레스장애가 있는 식이장애 환자들의 경우 완전한 회복을 위해 이런 주제들도 다루어져야 한다.

> ***외상후 스트레스 장애 :***
> 정신적 외상이나 생물을 위협하는 사건(전쟁, 자연재해, 테러 사고, 심각한 사고 혹은 강간 같은 폭력적인 개인 공격)을 경험하거나 목격한 후에 발생하는 정신과 질환.

44 가족 환경이 식이장애의 발병에 영향을 미칠 수 있나요?

미국 식이장애 학회(Academy for Eating Disorders)가 출판한 *식이장애 연보*(Annual Review of Eating Disorders, 2006)에 의하면, 사춘기 전 소녀들의 경우, 대중매체나 또래보다도 날씬함에 대한 가족들의 압력이 그들의 신체 불만족에 더 영향을 끼친다고 한다. 꽤 많은 수의 청소년들을 대상으로 진행된 연구에서 부모의 다이어트나 자녀에 대한 체중 감소의 격려가 건강하지 못한 체중 조절 행동의 간접적 예측 인자임이 발견되었다.

가족 영향은 직접적이거나 간접적일 수 있다. 직접적인 방식으로 가족들이 다이어트, 운동, 체중 감소를 장려할 수 있다. 의학적으로나 평균적으로 전혀 비만이 아닌 자녀의 체중 감소를 돕기 위해 주일마다 12살 된 딸의 체중을 지속적으로 측정하는 아버지를 본 적이 있다. 자신의 딸이 미인 대회에서 우승하기를 원해서 딸을 포크로 찌르며 "비만이 되지 않도록 주의해라."고 말했다는 사실을 털어놓은 아버지를 만난 적이 있다. 간접적인 방식으로는 부모가 다이어트, 체중에 대한 집착, 심지어 식이장애에 대해 본보기가 될 수 있다. 자신이 점심은 커피, 저녁은 샐러드만 먹으면서 딸을 식이장애 치료에 데려오는 어머니들도 보았다. 진단되지 않은 식이 또는 운동장애를 가진 부모를 둔 여러 내담자를 수년에 걸쳐 많이 보았다. 나는 부모들과 다른 사람들에게 도움이 되고자 '당신의 다이어트 중인 딸(1996)'이라는 책을 썼다. 이는 외모와 날씬함에 대한 현재의 문화적 초점에 반대하고 젊은 소녀에게서 건강한 자존감과 신체 존중감을 증진시킬 것이다.

외모, 건강, 다이어트에 대한 초점 외에도, 가족 내의 다른 요소가 식이장애의 발생에 기여한다. 이전 질문에서 언급했듯이, 소아기 성적 학대가 위험 요소이다. 또한 애착 장애와 식이장애에 대한 연구에서 식이장애의 많은 경우에 유년기에 애착 문제가 있다는 것을 밝혔다. 외모 외에 다른 것에 근거한 자신감과 건강한 자존감을 갖는 것은 보호 요소로 작용한다. 부모는 자녀들이 이런 속성을 갖추도록 도와줄 수 있다. 성과나 외적인 유용성에 지나친 가치를 두는 부모는 자녀의 가치 체계에 영향을 준다. 자신이 누구인지보다 성과와 성취에 가치를 두고, 외적인 유효성만을 추구하면서 자란 청소년은 다이어트나 체중 감소 같은 외모 관련 행위를 통해 칭찬, 자존감, 인정을 찾는다.

마지막으로 이 영역에서 흥미로운 것 중의 하나는 신경성 거식증이 있는 청소년들의 치료에 가족 치료가 가장 효과적이라는 것이며, 이는 신경성 대식증에도 그러할 수 있다. 이 사실은 가족들의 영향력이 매우 크며, 그 영향력을 사용하여 자녀가 식이장애를 극복하는데 도움이 되도록 배울 수 있다는 점을 뜻한다. 가족이 이런 질병을 예방하는데 도움이 될 수 있다.

제 4 부

도움 구하기

- 식이장애가 있는 것 같다면 어떻게 해야 하나요?
- 식이장애 치료 방법에는 어떤 종류가 있나요?
- 어떻게 좋은 치료자를 선택하나요?

등등…

45 식이장애가 있는 것 같다면 어떻게 해야 하나요?

식이장애가 있는 것 같다면, 이 질병을 평가하고 치료하도록 수련된 전문가로부터 도움을 구해야 하며, 자세한 심리학적, 영양학적, 의학적 평가를 받을 필요가 있다. 이 중 어떤 전문가를 먼저 만나는지는 큰 상관이 없지만, 제일 처음 의사나 식이장애 치료자를 만나는 것이 좋다. 만나본 후 유능하다고 생각되면, 영양사나 정신과 의사를 추천해 줄 것을 부탁하면 된다. 식이장애 전문가의 소재에 대한 이 책의 정보를 이용하라. 두려워하지 말고, 당신을 도울 전문가를 고용하는 것이라고 생각하라. 그들은 당신을 위해 일할 것이다. 몇 명의 전문가들을 만나보고 상담한 후, 당신과 잘 맞는다고 생각하는 사람을 선택해도 되는데, 다만 '완벽한' 사람을 찾기 위해 모든 사람을 버리지는 마라. 또한, 시작을 늦추지 말라. 나중보다는 즉시 도움을 얻는 것이 완벽한 회복의 기회를 준다. 이 책을 읽으면 당신의 질병을 이해하는 데 유용한 정보를 얻을 것이다. 여기에 있는 정보는 어떤 치료 종류들이 있고, 다양한 전문가들로부터 무엇을 기대할 수 있는지를 가르쳐 줄 것이다. 개인적으로 나는 처음부터 다른 식이장애 환자가 쓴 책을 읽으라고는 추천하지 않는다. 이런 책은 종종 사람들에게 부정적인 인식을 주고 너무 우울하다. 내가 조사한 환자들은 이런 책들이 식이장애에 더 빠져들게 한다고 말했다. 하지만 여기에도 예외는 있다. 캐롤린 냅의 *식욕*(Appetites, 2004)이 그 중 하나이다. 당신이 치료를 받고 있다면, 치료자에게 도움이 될 만한 책을 추천해 달라고 할 수 있다. *식이장애 원전*(Costin, 2007)이나 다른 참고 서적이 도움이 된다.

46 식이장애 치료 방법에는 어떤 종류가 있나요?

식이장애의 치료를 위한 전문가, 보살핌의 수준, 치료 양식 및 프로그램에는 다양한 종류가 있다. 대개는 일주일에 한 두 번 치료자를 만나는 것으로 시작한다. 대부분의 식이장애 치료는 환자가 집에서 거주하면서 치료 전문가의 치료 회기에 참석하는 **외래 치료**의 형태를 취한다. 식이장애의 발병 기간, 심각도, 기타 의학적 합병증이 보살핌의 수준, 치료 전문가의 인원, 그리고 치료 프로그램 참석의 적합 여부를 결정한다. 보살핌의 수준과 치료 프로그램은 5장에서 언급된다. 치료 전문가나 프로그램은 다양한 철학적 접근을 시도한다. 이런 접근 방식들은 6장에서 더 자세히 언급될 것이다. 아래에 식이장애 치료진의 구성원들에 대한 설명 및 그들이 무엇을 제공하는지에 대한 개략적 요약이 기술되어 있다. 이 책 곳곳에 더 자세한 내용이 서술되어 있다.

외래치료 :
입원이나 거주 간호까지는 필요하지 않지만 정신 건강 자원이 부족한 사람들에게 치료적 개입을 제공함.

*치료자*는 심리학적 상담을 제공하며, 근본적인 문제, 신체상, 관계, 특정 식이장애 행동 등을 다룬다. 치료자는 자격증을 취득한 전문가이거나 경험과 자격이 있는 인턴이어야 하며 식이장애 내담자를 치료하도록 전문적 수련을 받은 자여야 한다. 대개 외래 환자를 대상으로 일주일에 1~4번 정도 상담한다. 보통 한 회기는 45분에서 1시간 정도 소용되며, 더 오래 걸릴 수도 있다. 치료자는 개인, 집단, 가족 치료 같은 다양한 양식을 이용한다. 이런 양식은 식이장애 환자를 위한 전체적인 치료에 포함이 된다. 이런 양식에 대해서는 추후 질문들에서 더 자세히 언급될 것이다.

*의사*는 의학적 평가, 관찰, 보호 등을 제공한다. 이상적으로는 식이장애의 경험이 있는 의사를 찾아야 한다. 의사가 적절한 도움을 줄 수 있도록 당

신의 모든 행동과 증상에 대해 이야기하라. 의사는 면밀한 의학적 검사를 실시할 것이다(2장을 참고하라). 또한 경과를 관찰하고, 당신과 당신의 치료진이 목적을 세우는데 도움을 줄 것이다. 의사는 당신의 신체적 건강을 책임지는 사람이기 때문에 주의 깊게 선택하고 솔직하게 말하라.

*정신과 의사*는 정신과적 평가를 실시하고 정신치료를 제공하며 심리적 문제에 대한 약물을 처방하도록 전문적 수련을 받은 의사이다. 점차 많은 수의 정신과 의사들이 식이장애에 전문적 수련을 받는다. 정신과 의사를 찾아 나설 때 당신은 어쩌면 이미 치료자가 정해져 있을 수 있고 평가 및 도움이 될 만한 약물만 제공해 주면 되는 정신과 의사가 필요할 수도 있다. 혹은 이와는 달리, 평가 및 약물 치료를 제공하면서 치료자의 역할도 하는 정신과 의사를 찾을 수도 있다. 정신과 의사들은 각각 다른 종류의 치료를 제공하며 모든 상황은 각각 다르다. 어떤 것이 자신에게 적합한지 여러분 스스로 결정해야 한다.

*영양사 또는 공인 영양사*는 식단 계획, 열량 계산, 체중, 영양 관련 기타 문제에 직접적으로 관여한다. 전체 치료진의 구성원으로 영양사를 포함하는 것이 증가하는 추세인데, 특히 식이장애를 전문으로 하는 영양사의 수가 늘어나고 있기 때문에 더욱 그러하다. 영양사는 면허를 취득했거나 자격증이 있어야 하며(미국의 일부 주(州)에서는 공인 영양사를 뜻한다), 이상적으로는 식이장애 치료의 경험이 있어야 한다. 영양사는 필요 열량에 대해 매우 자세하게 다룰 수 있도록 수련 받으며, 식이 계획에 대한 지침을 제공하거나 신체 및 영양학적 필요, 다양한 식이장애 행동의 결과에 대한 교육을 제공한다. 일부는 상담 기술까지 수련 받는다.

이상 언급된 모든 전문가들은 외래 치료진의 일원으로서 당신의 식이장애의 모든 면을 다루고 완전한 회복을 돕도록 서로 협력하며 의사 소통해야 한다. 구조화된 프로그램과 치료 시설들은 더 집중적인 수준의 치료를 제공하는데, 이는 5장에 소개되어 있다.

Q47 어떻게 좋은 치료자를 선택하나요?

좋은 치료자를 선택하려면, 식이장애 분야에 수련과 경험이 있는 사람을 찾아야 한다. 가능하다면, 식이장애 치료에 수년 간의 경험이 있는 사람을 찾아라. 6장에 나와 있는 철학적 접근들에 대해 읽으면, 무슨 질문을 해야 할지, 치료자가 충분한 지식을 갖추고 있는지, 무엇이 자신에게 가장 적합한지를 결정하는데 도움이 될 것이다. 치료자에게 어떤 치료적 접근을 사용하는지에 대해 물어보라. 자신에게 잘 맞는지 먼저 상담해 보고, 더 잘 맞는 사람이 있는지 알아보아라. 하지만 단지 처음에 낯선 사람에게 당신의 문제와 증상에 대해 이야기하는 것이 불편하다고 해서 치료적 도움을 구하는 것을 멈추지 말아라. 다른 치료자를 의뢰해 달라고 요구할 수도 있지만, 직접적인 상담을 통해 당신이 어떻게 느끼는지를 경험하는 것이 치료자를 선택하는 더 좋은 방법이다. www.edreferral.com과 같이 치료자를 찾는데 도움이 되는 단체들이 참고 자료 목록에 나와 있다.

치료비를 지불하기 위해 보험이 필요할 수도 있다. 다행히 식이장애 치료를 위한 보험에 들어있다면, 보험회사와 계약되어 있는 식이장애 전문가의 목록을 요구해야 할 수도 있다. 이 분야에서 실제로 훈련과 경험이 있는 전문가를 찾도록 하라. 어떤 경우에는 실제로 식이장애 분야에서 수련을 받지 않고서도 전문가 목록에 이름을 올리는 치료자도 있다. 만약 적절한 치료자를 찾을 수 없다면, 더 많은 치료자들의 목록을 달라고 하거나, 당신의 보험

회사와 계약을 맺고 있지 않은 치료자에게서 당신이 필요한 치료를 받을 수 있도록 허락을 구하라. 이 분야의 전문가는 매우 중요하다. 스스로를 변호하라.

Q48 치료에서 무엇을 기대할 수 있으며 어떤 주제가 탐구되나요?

식이장애의 개인 치료는 치료자에 따라 다양하다. 치료에서는 당신이 당신 자신 및 다른 사람들과 어떻게 관계 맺는지에 대해서 치료자와 당신이 함께 작업해나가게 된다. 개인 치료자는 당신의 식이장애를 유발했거나 지속시키고 있는 기저의 문제를 탐색하도록 도와줄 수 있다. 좋은 치료에서는 당신이 어떻게 문제에 대처하고 감정을 다루는지에 대해서도 다루게 된다. 치료자는 또한 음식, 식사, 신체상, 체중에 대한 당신의 생각과 행동에 대해 직접적으로 이야기할 것이고, 이런 방식을 변화시키기 위해 당신과 함께 직접적이고 구체적으로 작업해 나갈 것이다. 만약 영양사가 있다면, 이런 부분들에 대해서 치료자와 영양사가 함께 작업해 나가야 한다. 영양사는 음식과 관련된 도전, 식이 계획, 체중 측정 등에 대해서 주도적 역할을 할 수도 있다. 그러나 치료자는 음식, 체중, 신체상에 대한 이야기를 모두 영양사에게 맡겨서는 안 된다. 그것은 식이장애의 주요한 주제이기 때문이다.

식이장애 환자를 치료할 때 나는 격식을 차리지 않는 방법을 사용하는데, 예를 들면 나의 이름을 부르게 한다던가, 상황에 적절할 때에는 식이장애에서 회복된 나의 이야기를 나누기도 한다. 대부분 식이장애 환자들은 이런 비형식적인 분위기를 좋아하고, 실제로 이들에게는 매우 관계적인 접근이 필요하기도 하다. 나는 절충적인 접근법을 사용하고, 6장에서 언급된 다양한 방법들을 사용하며, 각 환자에게 최선이 되는 방법을 사용한다. 간간이 기저의 문제와 구체적인 현재의 생각과 행동을 다루기도 한다. **마음챙김** 운동, 시각화, 인식 훈련 등도 사용하며, 특정 환자들을 위해서는 **심리극(사이코드라마)**나 **미술 치료**도 사용한다. 나는 식이장애의 본질 때문에 특정한 행동 변화에 전념하는 것이 중요하다고 믿으며, 내가 어느 정도로 이 부분에 집중하는가는 내담자가 얼마나 건강한지에 따라 다르다. 식이장애를 치료하며 내가 일찍이 깨달은 점은, 만약 치료가 전형적인 정신분석에만 한정된다면, 내담자가 수년에 걸쳐 자신의 유년시절과 부모와의 관계와 분노 통제력의 부족에 대해 설명하는 동안, 요구르트 아이스크림과 샐러드를 먹거나, 하루 종일 폭식하거나, 매일 밤 하제를 사용하는 행동은 계속된다는 것이었다. 식이장애 환자는 왜 자신이 이런 행동을 하는지 알아내려 하는 동안, 굶어 죽거나, 심장마비를 일으킬 수 있다. 그래서 내가 하는 개인 치료는 매우 다양한데, 발달적 결함과 기저의 문제를 지속적으로 탐색하는 동시에 사고 방식, 행동, 증상 관리에 대해서도 직접적으로 다루기 때문이다. 식이장애의 개인 치료는 역동적이어야 하며, 치료자는 다른 형태의 치료에 비해 더 지시적이어야 한다. 수년에 걸쳐 많은 치료자를 교육시킨 나의 경험상, 성공적인 식이장애 치료자는 선생님이나 코치처럼 적극적인 자세를 취해야 한다.

마음챙김 :
현재 순간에서 자신의 생각과 행동을 비판하지 않은 채 의식적으로 인식하는 수련.

심리극(사이코드라마) :
역할 놀이 상황에서 자신의 감정과 대인관계 상호작용을 연기함으로써 자신의 내적 갈등을 탐색하는 작업.

미술치료 :
정서적 안녕감을 증진시키기 위해 미술작업과 창의력을 사용하는 표현 치료의 형태.

치료에서 나는 내가 식이장애 자아라고 부르는, 즉 증상에 대해 책임이 있으며 건강한 자아에 저항하는 부분에 환자들이 접근하도록 돕는다. 또한 환자의 건강하거나 핵심적인 자아를 강화시키도록 한다. 치료의 목적은 식이장애 자아가 다시 핵심 자아에 통합되게 하여, 더 이상 분리된 식이장애 자아가 증상을 나타나게 하는 대신, 건강한 자아가 통제권을 잡게 한다.

다음에는 내가 치료에서 내담자에게 과제로 내주는 몇 가지 예가 나와 있다.

과제 : **식이장애를 갖고 있는 모든 좋은 이유 적어보기**

이것은 내가 처음 내주는 과제 중 하나로, 내담자들은 깜짝 놀라곤 한다. 그들은 내가 식이장애가 나쁜 이유나, 자신의 삶을 망치는 이유 또는 자신이 식이장애를 없애고 싶은 이유를 물을 것이라고 예상한다. 나는 식이장애의 모든 장점를 쓰고 왜 자신이 식이장애를 원하며 유지하려 하는 지를 배우는 것이 그 목적을 알아내는 시초가 된다는 것을 설명한다. 또한 내담자가 주변의 중요한 사람들에게 과제를 보여줌으로써, 그들이 내담자가 왜 식이장애가 있으며, 포기하기가 힘든지를 이해하는데 도움을 준다.

과제 : **식이장애 행동을 하기 전에 일지 적기**

식이장애 자아에 접근하고 식이장애 행동을 다루기 위한 좋은 시작 방법은 식이장애 행동을 하기 전에 일지를 적는 것이다. 그리고 일지를 치료 회기에 가져와서 자신의 생각과 느낌에 대해 이야기할 수 있다. 그러면 치료자는 그 순간의 행동에 저항할 수 있는 방법을 찾도록 도움을 줄 수 있다.

과제 : **자신의 식이장애에게 편지 쓰기**

나는 내담자에게 자신의 식이장애 자아에게 편지를 쓰도록 한다. 가끔은 식이장애가 자신을 위해 어떤 일을 하였는지 감사의 편지를 쓰게 만들기도 하고, 가끔은 작별 편지를 쓰게 하기도 한다. 내담자가 아직 포기할 준비가 되어 있지 않아서 작별 편지는 쓰고 싶지 않아 할 수도 있지만, 여전히 유용한 연습이 될 수 있다.

나는 내담자에게 작별 편지를 쓰는 것이 식이장애에 대한 자신의 솔직한 감정에 대해 알려줄 수 있다고 설명한다. 내담자가 편지를 쓴 후에는 식이장애 자아가 다시 답장을 하게 함으로써, 어떤 반응을 보이는지를 알 수 있다. 만약 "나는 너를 제거하고 싶어, 내 인생에서 없어져."라고 한다면, 식이장애 자아는 어떻게 반응할까? 이는 왜 식이장애 자아가 머무르는 것이 필수적이라고 느끼는가에 대한 이해를 도울 것이다.

과제 : **최근의 식이장애 생각에 대해 적기**

내담자들은 종종 식이장애에 대해 생각을 하고, 식이장애 행동을 하곤 하지만, 이것에 대해 말하지 않는다. 나는 회기 도중에 이 질문을 하기도 하며, 내담자에게 일지를 집으로 가져가서 자신의 생각을 적고 치료 회기에서 논의하도록 한다.

과제 : **자신의 식이장애 자아를 그리기**

내담자에게 자신의 식이장애 자아를 그려보고 이에 대해 이야기하도록 한다. 나는 그들이 그리는 그림을 보고 놀라곤 한다. 나는 또 내담자에게 가족과 함께 저녁 식사하는 모습을 그리고 그 상황에서 자신의 식이장애 자아가 어떻게 드러나는지에 대해 이야기해보라고 한다. 미술은 말로 표현하기 힘든 것을 표현하도록 도와주는 좋은 방법 중 하나이다.

과제 : **방으로 음식 가져오기**

나는 가끔 사무실 테이블에 초콜릿 과자 같은 음식을 올려 놓고, 음식이 거기에 있는 상태에서 치료 회기를 시작한다. 어떤 내담자들은 방에 들어오자마자 "이게 왜 여기 있어요?"라고 묻고, 어떤 사람들은 과자에서 멀리 떨어져 앉아 아무 말도 하지 않는다. 치료 회기가 어느 정도 진행된 후 나는, "자, 이제까지 저 과자에 대해 생각하고 있었지만 나에게 말하지 않은 것을 말해보세요"라고 말한다. 이렇게 하면 과자가 있는 방에 있는 것만으로 내담자가 갖는 느낌과 생각에 대해 알아보는 방법이 된다.

이런 모든 과제들은 내담자가 식이장애를 그들의 전부가 아니라 무의식적으로 작용하지만 의식적으로 통제할 수 있는 그들의 한 부분으로 보도록 한다.

다음은 식이장애 자아와 건강한 자아를 경험한 내담자가 한 말이다.

> "식이장애 자아와 건강한 자아 간의 경계선을 인정하는 것은 회복 과정을 덜 힘들게 만들었습니다. 뒤얽힌 합리화와 의심에 빠져있는 대신, 잠시 멈추고 단순히 생각하고 논리를 사용하여 나 자신에게 "이 선택이 정말 나를 위한 최선인가? 나의 신체적, 정신적 건강에 도움이 되나?"라고 물을 수 있었습니다. 그런 식으로 식이장애 자아를 분리시키는 것이 식이장애 자아와 맞서 싸우는 것을 더 쉽게 만들었습니다."

> "식이장애에서 회복되는데에는 식이장애 자아와 건강한 자아를 인식하는 것이 핵심 요소 중 하나였습니다. 내 안의 두 개의 상반되는 특징인 제한적인 거식증 자아와 대식증 자아를 인식하는 것이 중요했습니다. 회복 과정 중 하나는 건강한 자아를 강화함으로써 식이장애 자아가 존재는 하지만 활동하지 못하도록 하는 것이 포함됩니다."

> "건강한 자아와 식이장애 자아의 개념은 특히 내가 더 회복되고 내 건강한 자아가 강해질수록 나에게 분명히 도움이 되었습니다. 칼로리를 소모하기 위해 더 많이 운동해야 된다고 생각할 때마다, 또는 거울에 비친 내 모습이 뚱뚱하다고

생각이 들 때마다, 그것이 옛날 식이장애의 목소리라는 것을 기억하려고 노력합니다.

건강한 자아는 내가 일 때문에 지쳤거나, 남자 친구와 헤어져서 그런 생각이 든다는 것을 압니다. 내 마음 속의 이분성을 기억하는 것이 더 현실적인 관점을 갖도록 해줍니다."

Q49 집단치료는 어떤 것인가요? 나에게 적합할까요?

집단 치료는 식이장애의 치료에 매우 유용하다. 좋은 치료 집단은 지지적인 환경을 제공해 줌으로써 당신이 자유롭게 이야기를 시작하고 솔직히 말할 수 있도록 도와주고, 식이장애에 대해 부끄러움을 덜 느끼게 해준다. 집단은 또한 당신의 동료들에 의해서 당신의 생각과 행동을 바라볼 수 있도록 도전 받는 장소이기도 하다. 나는 내담자들이 매우 적대적이거나 매우 아프거나 산만하여 다른 사람의 이야기를 경청하거나 자신의 경험을 나눌 수 없지 않는 한 대부분의 내담자들이 집단 치료에서 이득을 얻는다고 믿는다. 치료 집단은 집단을 이끄는 치료자의 전문성과 다양한 집단 구성원에 따라 매우 다를 수 있으므로, 만약 한 집단에서 이득을 얻지 못했다면 다른 집단을 시도해 보라.

다른 사람들과 경험을 나누고 경청함으로써, 식이장애를 가진 많은 사람들은 자신의 고통, 느낌, 경험 속에서 혼자가 아님을 알게 된다. 비록 각각의 이야기들이 다 다르고 식이장애가 있는 사람들이 모두 독특하다 할지라도, 식이장애로 고통 받는 사람들 가운데는 공통점이 존재한다. 단지 그들이 혼자이거나 이상한 것이 아니라는 것을 깨닫는 것만으로도 자존감이 향상될 수 있다. 몇몇 내담자들은 다른 사람들보다 어떤 주제를 더 잘 다룰 수 있고, 이런 방식으로 서로 도움을 줄 수 있다. 더군다나, 식이장애가 있는 사람들의 공통적 특징은 특별해지고 독특해지고 싶은 욕망인데, 식이장애가 이 욕망을 충족시키게 된다. 동일하게 식이장애가 있는 집단 구성원들 속에서, 내담자들은 독특해지기 위한 더 건설적인 방법을 탐색하고 찾아내야만 한다. 한 가지 주의점은 집단 속에서 내담자는 다른 구성원들로부터 체중을 줄이는 기술이나 하제하는 방법에 대해 알게 될 수 있다는 것이다. 따라서 초발한 어린 내담자의 경우 개인 치료나 가족 치료를 하는 것이 더 나을 수 있다.

다음은 집단 치료를 받은 내담자들이 말한 내용이다.

> "집단 치료는 제가 개인 치료에서 얻을 수 있었던 것과는 다른 관점과 타인의 정보를 얻을 수 있었던 자리예요. 집단 치료는 나의 주제를 이야기할 수 있고 좀 더 깊이 다른 사람들과 연결될 수 있는 자리를 제공했다고 믿어요. 이것은 나의 회복에 중요한 역할을 했어요."

> "오랫동안 나의 식이장애는 매우 강력했고 나는 어떤 특정한 것들을 인정하기가 매우 힘들었어요. 어떤 종류의 부정적인 감정도 성공적으로 의사 소통하는 기술이 정말 부족했어요. 매우 두려웠고 불신했으며 심지어 나 자신에게조차 진실을 숨겼죠. 집단 치료는 나에게 정보를 받아들이고 적절한 방식으로 경험을 나누는 기회를 주었어요. 식이장애로부터 회복하는 것은 매우 오랜 시간이 걸렸고 많은 도움을 필요로 했어요. 집단 치료는 나의 치료에 매우 중요하고 필수적인 부분이었습니다."

집단을 위한 기본 규칙

집단을 이끄는 치료자는 행동의 규칙이나 그룹내의 상호작용을 이끄는 기준을 정한다. 치료자는 모델링, 격려, 그리고 필요하다면 교육을 통해 상호작용을 이끌어간다. 치료자는 집단의 구성원들이 서로 상호작용 하는 것을 돕는다. 예를 들면, 한 집단 치료의 초기에 나는 신경성 거식증으로 극도로 야위어서 떨고 있는 한 소녀에게 이야기를 하고 있었다. 집단 내의 다른 사람들은 모두 편안했던데 반해 그녀는 너무나 추워했다. 나는 그 소녀에게 그녀의 떨림은 그녀가 너무 말라서 추위로부터의 어떤 보호나 차단이 없기 때문임을 말하였다. 집단 내 다른 여성 구성원이 내게 물었다. "당신이 그렇게 얘기하는 것이 그녀를 괴롭게 하는 것은 아닐까요?" 나는 그 구성원에게 신경성 거식증을 가진 소녀에게 직접적으로 이 질문을 하도록 했다. 그러자 그녀는 직접적으로 물을 수 있었다. "나는 캐롤린이 우리 앞에서 당신에게 그렇게 얘기하는 것이 당신을 괴롭게 하는 것은 아닌지 궁금해요." 이 예는 치료자가 집단 구성원 간의 적극적인 참여, 비판적이지 않은 수용, 자기 공개, 자기를 이해하고 변화하고자 하는 바람과 같이 적합한 기준을 세우는데 어떻게 역할을 수 있는지를 보여준다.

보통, 집단 치료자는 집단 치료 전에 마약과 알코올을 삼가는 것, 비용 지불과 놓친 회기에 대한 조절 방법, 시간 엄수와 비밀성 등에 대한 규칙과 지침을 확립한다. 치료자들은 종종 집단 내에서 토론할 주제들을 제시하거나 개방형 질문들을 사용해 집단을 이끌기도 한다. 어떤 때는 치료자가 참가자들에게 주제를 제시하도록 요청하기도 한다.

다음은 식이장애 집단에서 종종 논의되는 몇몇 주제들이다.

1. 통제와 무력감
2. 음식과 체중에 대한 가족력과 개인력

3. 양육하고 양육 받을 수 있는 능력
4. 완벽주의, 경쟁, 외로움
5. 분노와 주장성
6. 신체상
7. 친밀함과 성행위
8. 영성
9. 분리와 개별화
10. 수용과 용서
11. 식욕에 대한 여성의 갈등
12. 신뢰와 불신
13. 재발 방지

다음은 집단 치료에 참가한 한 내담자의 일지에서 발췌한 것이다.

> "오늘 밤 집단 내에 앉아 있는 것은 매우 힘들었다. 단지 내가 정말 뚱뚱하다는 생각밖에 안 들었다. 그리고 캐롤린이 나에게 어떻게 느끼느냐고 물었을 때 내가 답할 수 있는 것은 '뚱뚱한 것 같아요' 뿐이었다. 다른 사람들은 나에게 뚱뚱하다는 것은 느낌이 아니라고 말했지만 내가 느낄 수 있는 것은 그것 뿐이었다. 새로 온 소녀와 함께 있는 것은 특히 힘들었다. 그녀는 우리 중 누구보다도, 특히 나보다 훨씬 말랐다. 나는 다른 사람들도 그렇게 느꼈다고 장담한다. 다음주에 그들에게 꼭 물어봐야지… 이 일은 내가 다른 사람들과 그들의 날씬함에 대해 다루어 나가야만 한다는 것을 상기시킨다. 왜냐하면 항상 누군가는 나보다 날씬한 사람이 있을 테니까. 그나저나 왜 이것이 그렇게 중요할까… 이유를 찾아내야 되겠다."

"나는 오늘 진심으로 카렌을 동정했다. 왜냐하면 2주 전, 그녀는 그녀의 '다이어트'에 대해 매우 흥분해 있었기 때문이었다. 나는 그녀가 다이어트를 계속하지 못할 것을 알았고, 역시나 오늘 그녀는 어떻게 자신이 다이어트를 망쳤는지에 대해 이야기했다. 다이어트는 지속되지 않았다. 이제 카렌은 다시 반복해서 폭식하고 토한다. 나는 그녀를 보면서 그녀의 마음 안에서 어떤 일이 일어나고 있는지 궁금했다. 단지 날씬해지는 것 이상의 무엇이 있었다. 그녀는 자신이 무엇을 원하는지 어떤 사람이 되어야 하는 지에 대해 헤매고 있다. 그녀가 말한 것 중에는 내가 이해할 수 없는 것도 있지만, 나 역시 똑같은 말을 한 적이 있다. 그녀를 바라보면서 나 자신에 대해 정말 많은 생각을 하게 되었다."

"나는 오늘 크리스티를 보면서 무척 힘들었다. 그녀는 너무 말랐고, 그녀의 다리는 너무 가늘어서 좀 메스꺼울 정도이다. 그녀는 걸어다니는 해골이다. 나는 우리 몸무게가 비슷하다는 것을 안다. 이것은 내가 나 자신을 어떻게 보는지에 대해 생각하게 만든다. 나는 다른 사람들이 나를 어떻게 볼지 궁금하다."

"집단 내 다른 사람들이 나를 판단하지 않고 나아지도록 지지하고 응원해주고 있다는 사실을 아는 것이 회복 과정을 더 쉽게 만들었다."

"나는 누군가 나에게 질문을 하거나 내가 말한 것을 명확히 하기를 원할 때 내가 얼마나 방어적으로 대하는지에 대해 놀랐다. 오늘 밤 집단 구성원들은 그들이 특히 나에게 무엇을 질문하면 내가 화를 내고 방어적으로 행동해서 나와 얘기하기가 얼마나 힘든지 얘기했다. 나는 항상 다른 사람의 동기에 대해 의심을 품고 공격을 당한다고 생각한다. 그것이 바로 내가 우리 가족에 대해 느끼는 방식이다."

Q50 내 친구는 지지집단에, 나는 치료집단에 참석하고 있는데, 두 개의 차이점은 무엇인가요?

지지집단은 보통 스스로 찾아오는 개인들로 이루어진 집단을 의미한다. 이 종류의 집단은 정기적으로 만나고 누구든 참석할 수 있다. 이런 집단은 보통 비용이 없거나 기부의 방식으로 운영된다. 또한 대부분 자격증을 가진 전문가에 의해 운영되지 않으며(전문가에 의해 운영되는 경우도 있지만), 치료가 아니라 지지를 제공하도록 고안되어 있다. 지지집단의 예로는 과식 자활모임과 식이장애 자활모임 또는 국립 신경성 거식증 및 연관 장애 단체로부터 후원 받는 지지집단들이 있다. 이 책의 뒷부분에 더 많은 정보가 나와있다. 치료 집단은 전문가에 의해 실시되고, 보통 비용을 지불해야 하며, 사람들이 특정 기간 동안 등록을 하기 때문에 매번 모일 때마다 동일한 집단 구성원들이 만나게 된다.

Q51 가족치료란 무엇인가요? 우리 가족이 가족치료를 받아야 하나요?

나는 식이장애가 있는 내담자의 나이와 상관 없이 가족 치료가 중요하다고 믿으며, 특별한 이유가 있지 않는 한 모든 내담자들의 가족과 함께 치료하려고 노력한다. 내담자들은 종종 가족 치료에 저항을 보이면서 가족치료를 할 수 없는 이유를 늘어놓는다. 예를 들면, "내 가족은 식이장애와 상관이 없어요.", "가족들과 같이 치료하는 것이 도움이 안 될 거예요.", "나는 가족과 함께 살지 않아요.", "가족이 너무 멀리 살아요.", "부모님은 너무 바빠요.", "남편은 너무 바빠요.", "내 가족은 다른 문제들이 너무 많아요." 등이다. 이런 이유들은 가족 치료를 피할 만한 충분한 이유가 되지 못한다. 나는 식이장애를 치료하면서 내가 거둔 가장 큰 성공 중 일부는 가족 치료를 고집했기 때문에 가능했다고 믿는다. 물론 특정 이유 때문에 가족치료를 하지 않은 환자들도 많이 치료하였고, 이들도 성공적으로 회복하였다. 각 환자마다 치료자는 어떻게, 언제 가족치료를 할 것인지 결정하는 것을 도울 것이다. 청소년의 경우에는 반드시 가족치료가 필요하다. 연구 결과에 의하면 거식증이 있는 청소년들은 개인치료만 하는 것보다 가족치료를 하는 것이 더 낫다고 밝혀졌고, 치료 결과도 가장 좋았다. 이것은 대식증이 있는 청소년들에게도 해당되지만, 이 책이 쓰여지고 있는 현재로서는 뚜렷한 연구 결과가 밝혀지지 않았다. 청소년들의 가족치료에 대해 알고 싶은 부모들은 제임스 록과 다니엘 르 그랑지(James Lock & Daniel Le Grange)가 쓴 ***당신의 십대 자녀가 식이장애를 극복하게 도와주세요***(Help your teen beat an eating disorder, 2005)를 읽어 보아라.

> ***정신역동학 :***
> 마음, 성격, 또는 정신의 다양한 부분들이 정신적, 감정적, 동기적 힘과 관련하여 어떻게 상호작용하는지에 대한 심리학적 공부. 특히 무의식적 수준에서 어떻게 작용하는지를 다룸.

가족치료는 내담자들과 가족구성원들이 병을 더 잘 이해하도록 돕는다. 가족치료는 식이장애 내담자의 가족 구성원들에게 어떻게 내담자를 대해야 하는지, 그리고 자기 자신은 어떻게 더 잘 돌볼 수 있는지에 대해 가르쳐 준다. 가족 구성원들과 내담자는 긍정적 의사소통 양식과 부정적 의사소통 양식 모두를 감지할 수 있게 되고 상황을 다룰 수 있는 새로운 방법을 개발하게 된다.

가족치료의 한 형태는 내담자와 가족(혹은 보호자들)의 일부 혹은 모두를 대상으로 하는 것이다. 또 다른 가족 치료의 형태는 "다가구 집단치료"로, 몇 가족이 함께 치료를 받는 것이다. 나의 내담자들과 가족들은 그들이 얼마나 이 두 가지 가족치료 형태가 치료 과정에 있어 중요하다고 느끼는지에 대해 내게 말해주곤 한다.

다음은 내담자와 가족 구성원들이 그들의 경험에 대해 말한 것이다.

> "나는 다른 어머니들과 함께 이 집단치료에 참여한 것을 평생 감사히 생각할 것입니다. 다른 어머니들은 나를 동정하고 이해할 수 있었으며 나와 비슷한 경험이 있었습니다. 이것은 내가 이상하다는 생각과 죄책감을 줄여 주었고, 내가 앞으로 조금씩 나갈 수 있도록 도와주었습니다."

> "가족치료를 제공해 주셔서 감사합니다. 식이장애에 대한 지식이 전혀 없고 음식을 낭비하면 안 되고 접시를 싹 비우도록 교육받은 문화와 시대를 살아온 한 아버지로서, 나는 매우 유익한 시간을 가졌습니다. 이 집단은 지식이 부족한 부모들이 서로 상호 작용을 하도록 했습니다. 가족치료를 통해 우리의 걱정을 나누고 해결책이 없는 유일한 사람들이라는 낙인을 벗도록 하였습니다. 나와 아내에게 집단치료는 치료 과정 전체 중 결정적인 부분이었습니다."

> "처음에는 가족치료를 받는다는 생각이 마음에 거슬렸습니다. 내 병에 대한 마법적 이유를 찾기 위해 우리의 역동을 분석하는 것을 원하지 않았습니다. 솔직히 말해서, 나의 거식증과 우리 가족과는 별 상관이 없는 것 같았습니다. 거식증은 내 마음속에 있었고, 나의 병이었습니다. 하지만, 가족치료를 받은 후, 나는 우리의 대화 기술이 얼마나 제한적이

었는지 깨달았습니다. 치료 회기의 안정성과 구조 안에서, 우리는 이야기할 수 있고 감정을 꺼내어 공개할 수 있었습니다. 내가 배워야 할 중요한 것 중 하나가 굶는 방법 대신 다른 방식으로 내 자신을 표현하는 것을 배우는 것이었기 때문에, 부모님과 언니에게 의사소통하는 기술은 필수적이었습니다."

"딸과 나는 같은 집에 살고 있었지만 서로 의사소통하는 것은 멈춘 상태였습니다. 우리는 가족치료가 딸의 식이장애를 이해하는데 도움이 될 것이라고 생각했지만, 그 이상의 성과가 있었습니다. 집단치료는 우리가 자기 자신과 서로를 이해하는데 도움을 주었습니다. 우리 모두 더 나은 삶을 살게 되었습니다."

"치료자가 없는 상태에서 우리 가족이 특정 주제들에 대해 이야기하려고 시도했을 때는 서로 감정적이 되어서 싸우곤 했습니다. 가족치료 회기에서 우리는 함께 각 가족 구성원, 즉 딸과 부모들의 문제를 인식하도록 배웠습니다. 가족치료 회기는 딸의 말을 주의 깊게 들을 수 있는 매우 좋은 기회였고, 왜 그리고 어떻게 딸이 고통 받고 있는지 깨닫게 되었습니다. 가족치료를 받는 동안 우리는 모두 우리가 가진 느낌, 감정, 의견을 표현하는 것을 배웠고, 치료자는 공통적이고 실행 가능한 관점을 찾도록 도와주었습니다. 많은 작은 단계들을 거쳐야 했지만 이제는 솔직하게 우리의 생각과 감정을 나눌 수 있습니다."

"가족치료에서 우리는 서로 의사 소통하는 법을 배웠습니다. 이전에는 부인이 나와 딸 사이에서 중재자 역할을 하곤 했지만, 이제는 우리 모두 직접적으로 서로 의사 소통을 하고 있고 처음으로 서로 연결되어 있습니다. 치료자와 우리 가족은 함께 문제 해결을 위한 팀을 형성하였고, 식이장애는 그 여러가지 문제들 중 하나였으며 우리가 다른 문제들을 풀어나가자 호전되었습니다."

"다른 내담자들과 그들의 부모 및 가족 간의 갈등에 대한 이야기를 듣는 것은 내가 가족 역동을 한 걸음 떨어져서 볼 수 있게 하였고, 무엇보다 중요하게는 내 가족에 대해 좀 더 공감적으로 느끼게 도와주었습니다. 이를 통해 나는 치료진이 내 부모님을 다가구 집단치료에 참여하게 하는데 동의할 수 있게 되었습니다. 집단치료 첫 날 나는 매우 초조했는데, 왜냐하면 나는 아버지랑 같은 집에 살면서도 일년 가까이 이야기를 한 적이 없었기 때문입니다. 아버지를 나의 개인치료에 한 번이라도 오게 하는 것은 훨씬 더 밀접하고 무서운 상황이었기 때문에, 집단치료에 참여하게 하는 것이 내게는 더 쉬웠습니다. 다른 가족들이 완충제 역할을 했고, 또한 우리가 서먹함을 이겨 내는데 증인이 되어주었습니다. 내 생각에 아버지도 결국은 동일한 문제의 약간 다른 경험을 가진 다른 아버지들과 함께 있으면서 편안함을 느낀 것 같습니다."

"다가구 집단 치료는 나와 우리 가족이 다른 사람들에게 비친 우리 자신을 볼 수 있게 해 주었다는 점에서 도움이 되었습니다. 예를 들면, 내 아버지는 무관심하게 말한 것을 항상 인식하지는 못했지만 그와 비슷한 말을 다른 아버지가 하는 것을 듣자 명확히 알게 되었습니다. 우리는 우리 눈앞에서 그것을 보기 전까지 우리 자신의 역동에 항상 어느 정도 무지합니다."

"가족 집단은 나에게 여러가지 방식으로 도움을 주었습니다. 그들은 나로 하여금 내 딸이 매우 실제적인 질병으로부터 고통을 받는 많은 사람들 중의 하나임을 깨닫게 했습니다. 나는 딸의 식이장애가 단순히 머리 속에서 나온 것이 아니며, 먹지 않는데에는 체중을 줄이는 것보다 훨씬 더 깊은 이유가 있다는 것을 깨달았습니다. 이 질병에 대해 전혀 지식이 없는 사람으로서, 나는 다른 집단 구성원들로부터 내가 딸에게 도움이 될 수 있는 정보를 어떻게 얻을 수 있는지를 배웠습니다. 또한 우리가 겪고 있는 것과 비슷한 경험을 다른 사람들도 하고 있다는 것을 아는 것도 도움이 되었습니다. 나는 다른 사람의 딸들이 얘기하는 것을 들으면서 내 딸이 경험한 것에 대한 통찰력을 얻을 수 있었습니다. 그들의 개인적인 이야기들은 내가 식이장애가 있는 사람들의 고통을 이해할 수 있게 도왔고, 딸과 더 잘 관계를 이어나갈 수 있는 방법에 대한 지식을 주었습니다."

Q52 성인과 청소년의 치료가 다른가요?

청소년과 성인의 치료는 다르다. 질문 51번에서 언급했듯이, 청소년들은 가족치료를 받아야 하는 반면에, 연구에 의하면 성인의 경우 개인치료가 더 효과적이다.(내 생각에는 가족 치료와 개인치료를 병행하는 것이 더욱 좋으며, 내가 개발한 치료 프로그램인 몬테 니도(Monte Nido), 레인 락(Rain Rock), 그리고 캘리포니아 식이장애 센터(Eating Disorder Center of California)에서도 그 효과를 보아 왔다.) 청소년들은 사춘기, 학교에서의 또래 압박, 첫 데이트 경험 등과 같이 성인과는 다른 고유한 문제들이 있다. 청소년들을 치료할 때는, 부모로부터의 분리와 개별화가 치료의 중요한 문제이다. 물론 학교도 치료 과정 속에 포함되어야 한다. 또한, 부모는 집에 어떤 음식을 놓아 둘 것인지부터 가족 차의 이용을 제한할 수 있는 것까지 청소년에게 영향력을 행사한다. 이러한 형식의 통제, 벌, 보상은 의미 없고 해가 되는 기 싸움으로 되지 않도록 조심스레 협상되어야 한다. 항상 그런 것은 아니지만, 성인에서 자신의 행동을 통제하는 다른 사람의 문제가 있는 경우는 드물다. 그러나 나는 자신의 부인이 치료를 받지 않으면 이혼하겠다고 위협하는 남편도 본 적이 있다. 치료 프로그램에서, 청소년들은 자신의 의지와는 상관 없이 부모에 의해 강제로 입원될 수 있으며 이는 모든 가족들에게 매우 어려운 일일 수 있다.

Q53 내 치료자는 내가 정신과 의사를 만나야 할 필요가 있다고 말하는데, 내가 미쳤다고 생각하는 걸까요?

정신과 의사를 만나는 것이 당신이 미쳤다는 것을 의미하는 것은 아니다. 정신과 의사들은 좋은 정신과적 평가를 제공해 줄 수 있고 전반적인 진단과 치료 계획을 도와줄 수 있다. 앞서 언급한 바와 같이, 정신과 의사들은 평가 및 향정신약물과 같은 특정한 약물의 사용뿐만 아니라 정신치료도 교육을 받는다. 향정신약물은 우울증과 불안장애처럼 식이장애와 같이 존재하는 다른 질병을 치료하는 데 도움이 될 수 있다. 식이장애에 대해 교육받은 정신과 의사는 어떤 약물이 당신에게 도움이 될 지를 가장 잘 아는 사람이다. 약물치료만으로 식이장애를 치료할 수는 없지만 어떤 사람에게는 중요한 국면일 수 있다. 치료진에 정신과 의사가 포함되어 있는 것은 중요하다.

Q54 식이장애에 프로작(Prozac)이 유용하다고 들었는데 사실인가요? 나에게도 좋을까요?

프로작은 식이장애, 특히 대식증을 치료하는데 **효능**을 보인 몇 안되는 약물 중의 하나이다. 그것이 거식증을 치료하는 데 효과적인지는 증명되지 않았다. 한동안 연구자들은 프로작이 거식증에서 체중 회복 후 재발을 방지하는 데 도움이 된다고 생각하였지만, 새로운 연구에서는 그렇지 않다고 지적되었다. 비록 프로작이 대식증이 있는 일부 사람들에게 도움이 되었지만, 대식증이 있는 모든 사람에게 효과를 보인 것은 아니다. 연구 결과, 대식증 환자 중 50% 이상이 프로작에 의해 도움을 받지 못했으며, 더 많은 사람들이 비록 증상의 감소는 있었지만, 약물 투여 후에도 증상이 남아 있었다. 게다가, 연구에 의하면 인지행동치료도 약물치료만큼이나 효과가 있다. 당신에게 어떤 약물과 치료가 적합한지 알아내기 위해 정신과 의사(특정 이유로 정신과 의사를 방문하지 못하면 내과 의사라도)의 진료를 받아보는 것이 중요하다.

> ***효능 :***
> 기대되는 만큼의 효과를 내는 능력.

Q55 다양한 식이장애를 치료하는데 어떤 약물이 유용한가요?

위에서 언급하였듯이, 프로작은 대식증에 유용하다. 연구에 따르면 프로작이 폭식/하제 사용 증상을 완화하는데 도움이 되지만 폭식 및 하제 사용 행동을 완전히 제거하지는 못한다(20~30% 정도의 경우에만 제거된다고 한다).

아직까지 연구에 의해 거식증에 효과가 있다고 밝혀진 약물은 없다. **선택적 세로토닌 재흡수 억제제**로 알려진 프로작 및 기타 유사한 약물들은 효과가 있으려면 충분한 양의 세로토닌이 필요한데, 거식증이 있는 사람들은 세로토닌이 부족하다. 그 이유는 굶주림에 의한 것일 수도 있고, 자연스럽게 생성되는 뇌 신경전달물질인 세로토닌이 선천적으로 결핍된 것일 수도 있다.

초기 연구에서는 흔히 자이프렉사(Zyprexa)로 알려진 항정신병 약물이 거식증 환자의 체중 증가를 돕고 강박적 사고를 줄이는데에도 도움이 될 수 있다고 제시되었다. 그러나 자이프렉사는 당뇨와 같은 심각한 부작용도 나타날 수 있는 약물이며, 많은 법정 소송이 이러한 심각한 부작용 때문에 일어났다. 이 약물의 사용이 정당화되기 위해서는 더 많은 연구가 필요하다. 하지만 심각한 만성 거식증의 경우 사망의 위험 때문에 이 약물이 사용되기도 하였다.

토파막스(Topamax)와 **메리디아**(Meridia)는 폭식장애의 치료에서 어느 정도 희망을 주고 있는 새로운 두 가지 약물이다. 이 두 약물은 폭식을 줄이는데 어느 정도 효과가 있고, 메리디아는 체중 감소의 영역에서 효과가 있는데, 이는 폭식장애의 치료에서 흔히 보이는 효과가 아니다. 이 약물들은 심각한 부작용이 있기 때문에 반드시 필요한 경우가 아니라면 사용되지 말아야 한다. 메리디아의 사용 금기에 대한 더 자세한 정보가 8부의 질문 96에 나와 있다.

선택적 세로토닌 재흡수 억제제 :
우울증, 신경성 대식증, 강박장애, 신경성 거식증, 공황장애, 당뇨병성 신경통과 월경전 증후군에 효능을 보이는 항우울제 집단.

토파막스 :
Topiramate라고도 알려져 있으며, 원래는 간질 발작에 사용되지만 폭식장애와 대식증에도 어느 정도의 효능을 보임.

메리디아 :
Sibutramine이라고도 알려져 있음. 비만으로 인한 의학적 위험이 있는 사람들에게 판매되는 부작용이 잘 조절된 각성제.

식이장애가 있는 특정 개인들에게 다양한 약물이 도움이 되었다는 사실을 알고 있는 것은 중요하다. 그러나, 대규모 연구에서 이런 약물들은 특정 진단들에 전반적인 효과는 증명하지 못했다. 동일한 진단 내에서도 각 사람에 따라 병의 양상이 매우 다양하다. 대식증이 있는 한 환자에게 도움이 되었던 것이 또 다른 대식증 환자에게는 도움이 안 될 수도 있다. 게다가, 항우울제와 같은 몇몇 약물들은 대식증이 있는 사람의 우울 증상을 경감시킬 수는 있지만 식이장애의 증상에는 영향을 주지 못한다. 이런 이유로 정신과 의사들은 환자들에게 다양한 약물을 처방하게 되는데, 많은 경우에 이런 약물들은 도움이 된다. 당신의 정신과 의사가 처방하는 약이 당신의 다른 증상들을 경감시킴으로써 식이장애에서 회복되도록 도움을 줄 수 있다.

전반적으로 살펴보면, 아직까지는 식이장애를 치유하거나 근절시키는데 약물치료가 큰 효과는 없었다. 하지만 일부 의사들이 더 좋은 방법을 발견했다고 하는데, 이들은 뇌파 기술의 새로운 형식을 이용하여 진단 범주보다는 개인의 특성에 맞추어 향정신 약물을 처방한다. 이 방법은 *식이장애 원전*(2007)의 "식이장애 치료의 대안적 접근"의 장에 기술되어 있다.

Q56 나는 식이장애가 있는 40이 넘은 여성입니다. 나 같은 사람을 위한 특별한 도움은 없을까요?

식이장애가 있는 나이 많은 성인들이 점점 늘어나고 있다. 마고 메인(Margo Maine)과 조 켈리(Joe Kelly)는 중년기의 신체상과 섭식 문제를 다룬 훌륭한 책, *신체의 허구*(The Body Myth, 2005)를 집필하였다. 캐스린 제브(Kathryn Zerbe)가 일반정신의학(Primary Psychiatry)에 게재한 *중년기와 노년기의 식이장애*(Eating Disorders in Middle and Late Life, 2003)라는 제목의 논문도 참고하라. 전문가들이 주의해야 할 몇 가지가 있는데, 그 중 하나는 식이장애가 종종 청소년이나 초기 성인의 병으로 간주되기 때문에 나이 많은 성인들은 식이장애가 있다는 사실을 창피해하는 경우가 많다는 점이다. 나이 많은 성인들은 집에 있는 배우자와 자녀들과 떨어지기 싫어서 치료에 저항하는 경우가 종종 있다. 나이 많은 여성들은 진단 내리기가 더 어렵기도 하다. 예를 들면, 신경성 거식증이 있는 폐경기의 여성에서는 무월경 증상이 진단내리는데 도움이 되지 못한다. 하지만 대체적으로, 식이장애의 치료에 대한 교육을 받고 숙련된 전문가들은 개인치료가 치료 프로그램에 포함되어 있는 한 나이 많은 성인을 위해서도 훌륭한 치료를 제공하는 법을 알고 있다. 나는 모든 내담자들이 숙련된 치료자와 일대일로 만나는 시간을 통해 자신의 고유한 욕구가 채워져야 한다고 굳게 믿는다. 식이장애를 가진 나이 많은 인구 중 치료를 찾는 사람들이 늘어남에 따라 새로운 프로그램들이 그들을 위해 특별히 개설되고 있다. 그렇지만 나는 40대 이상을 다른 성인 연령과 굳이 구분할 필요가 없다고 생각한다. 내가 임상 감독자로 일했던 모든 치료 기관에서, 나이 많은 성인들과 어린 성인들이 서로에게 큰 도움을 준다는 사실을 발견하였다. 다만, 나이 많은 성인들은 청소년들이나 어린 아이들과는 매우 다른 욕구를 가지고 있기 때문에 더 어린 연령의 집단과 구분된 치료 프로그램을 받는 것이 좋다.

Q57 내가 영양사를 만나봐야 할까요?

어떤 경우에는 의사나 치료자도 음식 및 체중과 관련된 문제를 다루도록 훈련을 받으며 이 영역을 잘 다룰 수 있다. 그러나 영양사를 만나게 되면 당신의 치료자나 의사, 혹은 다른 전문적 치료자는 자신의 전문 분야에 좀 더 집중할 수 있을 것이다. 또한, 의사나 치료자는 음식과 체중의 분야를 다루는데 훈련을 받지 못했거나 숙련되지 않을 수 있기 때문에 이 분야에서 당신을 도와줄 수 있는 사람을 찾으면 큰 도움이 될 수 있다. 식이장애 분야에 전문가인 영양사는 당신의 치료 팀에 매우 유용한 도움을 줄 수 있다. 영양학적 상담과 조언은 음식과 체중에 대한 당신의 공포를 구분해내고 당신의 식이장애 행동이 신체에 미치는 영향을 이해하는데 도움을 줄 수 있다. 식이장애가 있는 대부분의 사람들은 배고픔과 포만감, 자신이 좋아하는 음식, '정상적 섭식'이 무엇인지에 대한 감을 잃게 된다. 영양사는 두려워하는 음식을 먹도록 도전시키고 음식 의식을 중단할 수 있도록 도움을 준다. 때때로 영양사들은 어려운 시기에 지지를 제공하기 위해 내담자와 함께 식사를 하기도 한다. 식이장애 분야에 전문가인 영양사들은 음식 의식, 구토, 폭식과 같은 건강하지 못한 식이장애 행동을 중단하도록 도움을 줄 수 있는 방법을 알고 있다. 또한 당신이 음식에 대한 갈망과 굶주림으로 인한 폭식을 피할 수 있도록 적절히 먹는데에도 도움을 준다. 영양사는 또한 칼슘, 철분, 소화효소, 종합비타민과 같은 영양 보충제를 처방하기도 한다. 10장에 영양 보충제에 대한 더 많은 설명이 나와 있다. 영양사의 궁극적 목적은 평생 지속될 수 있는 자연스러운 섭식 방식을 개발하고 음식 및 신체상과 화해하도록 도움을 주는데 있다.

영양사는 치료진이 결정한 목표 체중과 관련되어 당신의 체중을 측정하는데 직접적인 책임을 갖게 된다. 질문 60에 이와 관련된 더 많은 정보가 나와 있다.

보험이 치료비의 일부 혹은 전체를 보장하지 않는 경우에는 특히나 모든 치료 전문가들에 더해 영양사에게까지 비용을 지불하기가 어려울 수 있다. 이에 더해, 당신의 지역 내에서 식이장애 분야에 전문가인 영양사를 찾기가 어려울 수도 있다. 만약 꽤 큰 도시에 살고 있고 비용을 지불할 여유가 있다면 식이장애 치료에 대해 교육을 받은 영양사나 공인 영양사가 당신의 회복에 매우 도움이 될 수 있다.

Q58 영양사와 공인 영양사 간의 차이점은 무엇인가요?

미국에서의 공인 영양사 자격증은 몇몇 주(州)에서 체중 조절 및 다양한 질병에 대한 영양학적 평가와 치료의 분야에 충분한 수련을 받은 사람에게 부여된다. 모든 주에서 이 같은 면허를 주지는 않는다는 것을 알아두어야 하며, 공인 영양사 자격증이 있다고 해서 반드시 식이장애의 치료에 훈련을 받은 사람은 아니라는 점을 기억하라. 치료를 위해 전문가를 찾을 때는 항상 식이장애에 대해 교육받고 경험이 있는 전문가를 찾도록 노력해야 한다.

Q59 내 체중과 관련해서 영양사로부터 무엇을 기대할 수 있나요?

당신의 영양사는 체중과 체중 조절, 식사 및 음주 습관, 다이어트 양상, 특정 음식에 대한 공포 및 공포증, 그리고 기타 관련 부분에 있어 면밀한 평가를 해줄 수 있다. 영양사는 또한 이런 부분들에 대한 가족력과 가족들이 체중과 다이어트 문제를 어떻게 다루어 왔는지, 그리고 가족이 함께 식사할 때의 상황과 같은 식이장애와 관련된 다른 측면들에 대한 정보를 수집하게 된다. 영양사는 다른 치료진과 협력하여 당신과 음식, 섭식, 체중의 관계에 대한 모든 실제 분야에서 당신을 도울 것이다. 영양사는 당신의 몸무게를 측정하며, 목표체중을 정하고 그 체중에 도달하는 방법을 결정하는데 도움을 준다. 비록 모든 영양사들이 동의하는 것은 아니지만, 많은 사람들이 내담자가 저울을 보지 않은 채 몸무게를 측정하게 하고, 스스로 몸무게를 재는 빈도나 숫자를 알아야 할 필요성을 점차 줄여나가는 것이 치료에 가장 성공적으로 작용한다고 믿는다. 나는 이 생각에 동의하며 이 방식으로 30년간 성공을 거두어 왔다. 저울 상의 몸무게는 신뢰롭지 못하며, 식이장애가 있는 사람들은 숫자에 과도하게 민감하다. 영양사 및 치료자는 몸무게를 정기적으로 측정하면서 경과에 대해 당신과 이야기를 나눌 수 있다. 당신 스스로 몸무게를 재는 것은 치료를 방해한다. 예를 들면, 대식증이나 폭식장애가 있는 사람들은 폭식 행동이나 다른 식이장애 행동 없이 좋은 한 주를 보낼 수도 있지만 저울에 올라서서 체중이 증가했거나 감소하지 않았다는 것을 확인한 다음에는 패배감을 느끼고 폭식을 할 수 있다. 거식증이 있는 사람들은 체중을 재서 0.5kg이 늘었다는 것을 알게 되면 그 몸무게를 줄이기 위해 어떤 것이든 하게 된다. 영양사(또는 당신의 치료진 중 이 역할을 맡고 있는 사람)에게 체중 측정 및 체중에 대한 부분을 담당하게 하는 것은 회복의 중심적인 부분이다. 목적은 정상적이고 건강한 섭식 습관을 회복하고 파괴적인 습관은 제거하는 것이다. 체중계의 수치는 이차적인 것이다. 물론, 만약 당신이 거식증이 있다면 몸무게 증가 없이 회복될 수는 없다. 그러기 위해서는 당신이 상상한 것보다, 그리고 정기적인 식사량보다 더 많은 음식을 섭취해야만 한다. 영양사는 이 힘든 싸움에서 당신을 도와줄 수 있다.

Q 60 직관적 섭식과 비식이요법에 대해 들었는데 어떤 것이죠?

비식이요법은 다이어트가 체중 조절의 해법이 아니며 해결하는 것보다는 오히려 더 많은 문제점을 야기한다고 믿는 사람들에 의해 개발되었다. 이와 같은 접근을 다룬 저서로는 게닌 로스(Geneen Roth)의 *감정적 섭식에*

서 자유로워지기(Breaking Free From Emotional Eating, 2003)와 제인 허쉬만과 캐롤 먼터(Jane Hirschmann, Carol Munter)의 *여성이 자신의 몸을 미워하는 것을 멈출 때*(When Women stop Hating Their Bodies, 1995)가 있다. 핵심은 엄격한 식사 계획과 "좋은" 음식 또는 "나쁜" 음식의 개념을 없애는 것이다. 목표는 식이장애가 있는 사람들에게서 제대로 작동하지 않고 있는 배고픔과 포만감, 그리고 욕구에 주의를 기울이게 하여 자연스러운 섭식 형태로 돌아가게 하는 것이다.

이 접근 방식의 현대 용어는 "직관적 섭식"이다. 이 주제에 대한 책인 *직관적 섭식:효과 있는 혁명적 프로그램*(Intuitive eating: A Revolutionary Program That Works, 2003)에서 저자인 에블린 트리볼과 엘리즈 레쉬(Evelyn Tribole & Elyse Resch)는 음식에 대해 자유로울 수 있는 궁극적인 방법은 신체의 지혜에 다시 귀를 기울이는 것이라고 주장한다. "2006년 아메리칸 아이돌"의 첫번째 입상자인 캐스린 맥피(Kathryn McPhee)는 캘리포니아 식이장애 센터에서 열리는 나의 낮 치료 프로그램에 다녔는데, 피플지에 직관적 섭식이 음식과의 관계 및 체중을 회복하고 대식증을 극복하는데 도움을 주었다고 말하였다. 다음은 에블린 트리볼이 직관적 섭식에 대해 기술한 것이다:

"식이장애가 있는 사람이 바로 직관적 섭식에 들어가기는 힘들다. 만약 전문적인 도움 없이 너무 빨리 시작한다면, 두려움, 짜증, 압도당하는 느낌으로 끝나버릴 수 있다. 언제 직관적 섭식을 시작할 준비가 되었는지 알 수 있는 몇 가지 신호가 다음에 기술되어 있다.(이는 당신의 치료진과의 상의하에 시행되어야 한다는 것을 기억하라.)

- *생물학적 회복과 균형.* 만약 거식증이 있다면, 이것은 체중 회복이

필요하다는 것을 의미한다. 공복과 포만감의 존중은 고사하고 당신 스스로 배고픔의 신호를 알아챌 것이라고 예상하는 것은 현실적이지 못하다. 만약 대식증이나 폭식장애가 있다면, 이것은 혼란스러운 형태의 섭식으로부터 규칙적인 섭식으로 변해야 한다는 것을 의미한다. 식이장애의 종류와 관계없이, 균형 잡힌 섭식으로 되돌아가기 위해 영양 치료사와의 섭식 계획이 필요할 것이다.

- *식이장애가 체중이나 음식에 관한 것이 아니라는 인식.* 식이장애는 좀 더 깊은 무언가와 관련이 있다. 이 사실을 받아들이기만 한다면, 식이장애의 존재를 보호하려는 강력한 노력에서 벗어나 자기 돌봄을 시작할 수 있을 것이다.
- *자신의 느낌을 인식하는 능력과 느낌을 다루려는 의지.* 자신의 느낌을 인식하고 적절히 다룰 수 있게 되면, 식이장애 행동으로 돌아갈 필요성이 감소하게 된다.
- *자신의 소원과 욕구를 인식하는 능력.* 자신이 무엇을 원하고 바라는지를 알게 되면 채워지지 않은 공허함을 채우기 위해 식이장애 행동을 할 필요성도 줄어들게 될 것이다.
- *도전을 감수하는 능력.* 신체적, 심리적으로 치유되기 시작하면서, 섭식과 관련된 도전을 감수하고 견뎌낼 준비가 될 것이다. 거식증이 있는 사람에게는 정확한 칼로리를 모르고 음식을 먹는 것이 도전일 수 있다. 대식증이 있는 사람에게는 처음으로 초콜릿 맛을 음미하는 것이 도전이 될 수 있다."

에블린 트리볼이 제공한 표 1은 직관적 섭식의 10개 주요 원칙들과 이것들이 어떻게 신경성 식욕부진증과 신경성 대식증/폭식 장애와 관련 있는지를 보여준다.

표1. 직관적 섭식의 10가지 주요 원칙

주요 원칙	신경성 거식증	신경성 대식증/폭식 장애
1. 다이어트 심리를 거부하라	음식 제한은 핵심 문제이며 생명에 위협을 끼칠 수 있다.	음식 제한은 효과가 없고, 일차적 배고픔을 자극해서 폭식으로 이어질 수 있다.
2. 배고픔을 존중하라	체중회복은 필수적이다. 마음이 적절히 기능하지 못하고 제대로 사고하지 못한다. 음식에 대한 강박적 사고와 걱정의 순환에 사로잡혀 결정을 내리기 힘들어하기 쉽다. 당신의 신체와 뇌가 기능하려면 열량이 필요하다. 영양 치료사가 당신이 안전하다고 느끼는 섭식 방법을 만들기 위해 함께 작업할 것이다.	규칙적으로 식사하라–이것은 세끼 식사와 2~3회의 간식을 의미한다. 규칙적으로 먹는 것은 혼란스러운 식사를 일으키는 극도의 배고픔 보다는 견딜만한 배고픔을 다시 느낄 수 있게 도울 것이다. 점차적으로, 계획에 살짝 비껴나더라도 당신 자신의 배고픔의 신호를 믿게 될 것이다.
3. 음식과 화해하라	준비 되었을 때 도전을 받아들이고 새로운 음식을 추가하라. 아기가 걸음마를 시작하는 것처럼 점진적으로 시행하라.	준비되었을 때, 그리고 취약하지 않은 상황에서 도전을 시도하고 "두려운" 음식을 시도하라. (취약하다는 것은 과도한 배고픔, 과도한 스트레스, 혹은 다른 감정 상태에 있을 때 등을 말한다)
4.음식 경찰에 도전하라	음식에 대한 생각과 신념에 도전하라. 섭식에서 도덕과 판단을 제거하라.	음식에 대한 생각과 신념에 도전하라. 섭식에서 도덕과 판단을 제거하라.
5. 포만감을 느껴라	회복 초기 단계에는 당신의 몸이 소화를 천천히 시켜서 조기에 포만감을 느끼기 쉽기 때문에 당신이 느끼는 포만감의 신호는 신뢰롭지 못하다.	폭식에서 경험되는 극도의 포만감의 경험에서부터의 변화. 일단 정기적인 식사가 이루어지면 부드러운 포만감을 느끼기 시작할 것이다. 하제 사용을 끊고 있는 중이라면, 포만감을 왜곡시킬 수 있는 일시적 배부름을 느낄 수 있다는 점을 유의하라.
6. 만족 요소를 찾아내라	식사의 즐거움(또는 인생의 다른 즐거움들)을 경험하는 것에 대한 두려움이나 저항이 있는 경우가 흔하다.	만족감을 주는 음식이나 식사경험이 정기적으로 일어난다면, 폭식하고자 하는 충동이 줄어들게 된다.

주요 원칙	신경성 거식증	신경성 대식증/폭식 장애
7. 음식 없이 감정에 대처하라	감정이 차단되는 경우가 자주 있다. 음식 제한, 식사 의식, 강박적 사고는 인생의 대처 도구들이다. 다시 영양 섭취를 해 나가면서 떠오르는 느낌에 대처하는데 더 잘 준비될 것이다.	폭식, 하제 사용, 과도한 운동은 대처기제로 사용된다. 이런 행동에서 벗어나 감정을 경험하고 다루는 시간을 갖기 시작하라.
8. 당신의 신체를 존중하라	신체상 왜곡을 고쳐라.	지금 여기의 몸을 존중하라.
9. 운동	운동을 멈추거나 적어도 줄일 필요가 있다.	과도한 운동은 하제사용 행동이 될 수 있다. 적당한 운동은 스트레스와 불안을 다루는데 도움이 된다.
10. 당신의 건강을 존중하라	근거와는 상관없이 영양에 대한 경직성–'영양적 원칙' 의 엄격한 고수–을 없애는 법을 배워라. 신체는 필수지방, 탄수화물, 에너지, 다양한 음식이 필요하다는 것을 인식하라.	영양에 대한 경직성을 없애는 법을 배워라. 건강한 식사가 무엇인지에 대한 엄격한 믿음이 있고, 이 믿음이 위반되면 자기혐오, 하제 사용, 또는 다른 보상 행동이 일어날 수 있다. 신체는 필수지방, 탄수화물, 에너지, 다양한 음식이 필요하다는 것을 인식하라.

Q61 보험회사로부터 식이장애는 보장해 줄 수 없다는 얘기를 들었는데 어떻게 해야 하죠?

(역주 : 미국과 우리나라의 보험제도는 다를 수 있음)

어떤 보험회사는 식이장애 치료를 보장하지만 어떤 회사는 보장하지 않는다. 또 어떤 회사는 식이장애가 너무 심각해서 병원에서 의학적 치료가 필요할 때에만 치료를 보장한다. 보험에 가입할 때 식이장애가 보장되는지 확인하는 것이 중요하다. 이미 보험에 들어있는데 도움이 필요하다면, 보험 회사가 어떤 것을 보장하고 어떤 치료자나 치료 프로그램들과 계약이 맺어 있는지 전화로 물어볼 수 있다. 또한 치료자나 치료 프로그램에 직접 연락해서 그들이 보장범위에서 당신을 도울 수 있는지 알아볼 수도 있다. 간혹 보험 회사는 회사와 계약을 맺지 않은 치료 제공자와 단일 사례 계약을 한다. 당신이 적절한 도움을 찾지 못한다면, 이런 방법이 필요할 수도 있다. 보험회사로부터 적절한 전문가를 제공받지 못하거나 충분한 도움을 얻지 못한다면, 당신의 의견을 표현하라.

치료를 받고 있는 중이고, 치료진은 당신이 계속 돌봄이 필요하다고 말하는데도 보험 회사가 치료를 중단해야 한다고 말하는 경우도 있을 수 있다. 보험 회사가 식이장애를 보장해줄 수 없다고 해서 처음부터 실망하지는 말라. 관리자와 이야기할 수 있는지 요구하고, 의사나 치료자에게 당신을 위해 전화해달라고 요청하고, 편지를 써보고, 보장을 거부당한다면 호소해보라. '아니오'라는 답변을 받아들이기를 거부하는 것이 좋다. 방침이 매우 명확하고 엄격할 때가 있어서 이기지 못할 수도 있지만, 보험 회사에게 관리자나 감독자와 이야기해보겠다고 계속 요구하는 것이 좋다. 보험 회사가 왜 당신의 치료를 보장해줘야 하는지 증거를 계속 제시하고, 필요하다면 변호사의 도움을 받아라. 이런 방법으로 성공한 많은 사례들이 있다. 전미 식이장애 연합회 웹사이트(www.nationaleatingdisorder.org)를 방문해 보는 것도 좋다. 여기에는 치료 보장을 거절당한 내담자들과 가족들에게 도움이 될 만한 정보가 나와 있다.

보험회사가 주요 정신질환을 신체질환과 동등하게 보장하도록 명령하는 정신건강동등법이 연방법에서 통과되었다. 각 주 정부는 보장받을 수 있는 정신질환에 어떤 진단이 포함될 수 있는지 결정할 수 있다. 이 글을 쓰는 현재 12개주에서 주요우울증과 정신분열병과 같은 질환에 더해 신경성 거식증과 신경성 대식증이 보장받을 수 있는 정신질환에 포함되어 있다: 캘리포니아, 코네티컷, 델라웨어, 메인, 메릴랜드, 미네소타, 로드 아일랜드, 뉴

욕, 노스 다코다, 버몬트, 워싱턴과 웨스트 버지니아주.

이 부분에 나와 있는 정보가 당신이 도움을 얻는데 유용했기를 바란다. 외래 치료가 식이장애를 극복하는데 충분하지 않다고 느낄 수도 있다. 어떤 경우 사람들은 일정 기간 동안 외래치료를 받은 후 더욱 구조화된 치료가 필요하다고 느낀다. 5부에 외래치료보다 더 높은 수준의 돌봄을 제공하는 다양한 치료 환경에 대한 설명이 나와있다.

Q62 인터넷에서 도움을 얻을 수 있다고 들었어요. 어떻게 하죠?

(역주 : 미국의 인터넷 치료 서비스는 우리나라와 차이가 있을 수 있음)

인터넷은 이제 일반적인 소비자를 위한 주 정보 수단이다. 미국식이장애연합회 웹사이트만 2005년 10월에 약 500만 조회수를 기록했다. 사람들은 정보만 찾는 것이 아니라 제공되는 서비스도 찾고 있다. 예를 들어, 많은 사람들이 온라인 상에서 식이장애에 대한 치료를 찾고 있다.

일부 내과의사들과 치료자들이 인터넷 상에서 성공적으로 식이장애를 치료했다고 주장한다. 이런 치료의 장점은 환자들이 치료를 받으러 운전해서 오지 않아도 되고, 치료비가 더 적게 들며, 익명으로 치료를 받을 수 있다는 점이다. 수치심이나 노출에 대한 두려움 때문에 치료를 꺼리는 사람들도 온라인 상에서는 치료를 받으려 할 수 있다.

다음은 다양한 형태의 인터넷 서비스에 대한 설명이다(출처: 2006년 9월 15일 메릴랜드 베데스다에서 열린 미국식이장애연합 학회에서 캐스린 번스 킹스버리(Kathleen Burns Kingsbury)의 발표).

- **인터넷 치료:** 인터넷 상의 의사소통만에 근거해서 심리치료자가 지속적인 도움을 주는 관계를 형성한다.
- **이메일:** 전통적인 면대면 치료를 보충하기 위해 심리치료자가 이메일 의사소통 수단을 사용한다.
- **교육 웹사이트:** 대개 치료 센터와 비영리조직에 의해 후원된다. 교육적 자료, 채팅 공간, 치료 의뢰를 제공한다.(예: www.nationaleatingdisorders.org)
- **컴퓨터 기반 자조 프로그램:** 다양한 정신건강문제를 위한 인터넷 상의 상호작용 자조 프로그램이 존재한다.(예: www.myselfhelp.com)
- **원격 정신과 진료:** 전통적인 임상 또는 병원 진료의 연장으로서 먼 곳에 사는 환자를 돕기 위해 정교한 화상 회의 방법이 사용된다.

온라인 지지나 치료의 장점은, 특히 훈련 받은 식이장애 전문가가 없는 곳에 살고 있는 사람들에게, 접근성과 편리함이다. 또한 비용효과적인 면에서도 더 나은데, 사람들은 보통 영양사나 정신과 진료는 고사하고 치료 자체도 비용을 감당하기 힘든 경우가 많다. 그리고 마치 일기를 쓸 때와 마찬가지로, 이메일을 쓰면서 내담자는 자신의 생각을 구체적인 방식으로 적어보고 취합할 수 있는데, 이것은 큰 도움이 된다. 반면에 단점은 매우 심각한 상태에 있거나 위험 요소가 있는 사례에서는 적합하지 않다는 점이다. 또한 내담자가 제공하는 정보가 정확하지 않을 수 있는데, 예를 들어 자신의 몸무게나 신원에 대해 쉽게 거짓말 할 수 있다. 내가 아는 한 남성은 자신이 마치 거식증으로 고통 받고 있는 젊은 여성인 것처럼 위장해서 식이장애 채팅방에서 몇 시간씩 보내곤 했는데, 왜냐하면 이렇게 함으로써 많은 여성들과 오랫동안 대화를 할 수 있었기 때문이다. 사생활 및 비밀유지의 문제도 있다. 다른 사람의 이메일을 보는 것은 쉽다. 한 어머니는 자신의 딸의 이메일에 접속해서 딸과 치료자가 주고 받은 모든 이메일을 읽었다. 한 번은 다른 치료자가 나와 동명이인인 내담자에게 보내야 할 이메일을 나에게 잘못 보낸 적도 있다. 이 분야는 인터넷 치료와 도움에 관한 법적, 윤리적 문제들과 씨름하고 있다. 이상적으로는 인터넷에서 도움을 구하는 것은 전통적인 치료의 대용이 아닌 부가적인 것이어야 한다. 식이장애는 심각한 병이고 생명을 위협할 수도 있다. 나는 식이장애로 고통 받는 사람들이 전문가를 직접 만나서 도움을 받기를 권유한다.

제 5 부

치료 프로그램을 고려해야 할 시기

- 내게 치료 프로그램이 필요한지 어떻게 알 수 있나요?
- 어떤 종류의 치료 프로그램들이 있나요?
- 치료 프로그램은 어떻게 고르나요?

등등…

치료자, 의사 그리고 다른 치료진들은 반드시 무엇이 외래 치료보다 더 강도 높은 치료의 표준인지에 대해 합의하고 협동함으로써 내담자가 유능하고 서로 보완하며 단합된 팀워을 느낄 수 있게 해야 한다. 주간 치료나 입원치료가 필요한 경우에는 당황스러움과 혼란감을 예방하기 위하여 사전에 기준과 목적을 세우는 것이 도움이 된다. 기준과 목적은 내담자와 보호자들과 함께 상의되어야 하고 가능하면 입원 전에 합의되어야 한다. 실제로 식이장애 치료의 경우, 더 강도 높은 치료 기준에 대한 지침은 일찍 결정되어야 한다. 비자발적 입원은 환자가 청소년일 경우 강요하기가 어려우며 어른일 경우에는 절대적으로 필요한 경우에만 고려되어야 한다.

Q63 내게 치료 프로그램이 필요한지 어떻게 알 수 있나요?

다음은 치료 프로그램이 도움이 될 만한 사람들의 예이다:

- 정상 체중에 약간 못 미치고 하루에 몇 차례씩 구토하는 경우. 치료를 받아본 적은 없지만 곧바로 치료 프로그램에 들어가기 원하며 개인 치료가 충분할 것 같지 않다고 생각되는 경우.
- 당신의 딸이 6개월 동안 치료를 받아왔고 치료자는 진전이 있다고 말한다. 하지만 딸의 몸무게는 계속 줄고 있으며 집에서의 음식 섭취량도 점점 줄어들고 있다. 당신이 살고 있는 지역에 있는 식이장애를 전문으로 하는 주간 치료 프로그램에 데리고 가는 것이 좋다.
- 당신의 아내가 몇 년째 식이장애를 겪고 있고 치료를 받은 적이 있지만 재발한 경우. 아내는 수척하고 허약하고 이뇨제를 과다 사용하고 있으

며 치료자에게 치료 받기를 거부하고 있다. 당신은 그녀가 위험에 처해 있다는 것을 알고 있으며 치료 프로그램에 참가하게 하고 싶은 마음이 너무 강해서 이 문제로 인해 그녀와 헤어질 가능성까지 생각하고 있다.

- 당신은 정상 체중이지만 운동량을 통제할 수 없고 가끔 다이어트 약과 완하제를 복용한다. 다쳤을 때 조차 하루에 대여섯 시간씩 조깅이나 운동을 한다. 이 정도의 운동을 하지 않으면 음식을 먹을 수 없고, 이러한 운동 스케줄에 방해 받기 때문에 직업을 유지하거나 학교에 갈 수 없는 경우. 폭식이나 구토는 하지 않고 체중 미달은 아니기 때문에 스스로 생각하기에는 치료 프로그램에 적합한 경우는 아니라고 생각한다. 하지만 이러한 강박적인 행동을 중단하기 위해 구조와 감독이 필요한 경우.

치료 프로그램에 들어가는 것이 현명한 선택인 경우는 이 외에도 끝이 없다. 자격 있는 의사 내지 다른 치료 전문가가 당신에게 적합한 치료 수준 및 프로그램을 추천해 주면 도움이 된다. 이 책에도 당신이 점검해 볼 수 있는 지침이 나와 있다. 하지만 당신은 언제나 치료를 받으러 갈 수 있다는 점을 알아두라. 치료를 기다리거나 마지막 수단으로 미룰 필요가 없다. 보험 문제 때문에 어려운 점이 있을 수도 있지만, 이 문제가 당신이 정말로 치료가 필요한지의 여부를 결정하는 것은 아니다.

수 년동안 이 분야에서 일해오면서 나는 대부분의 사람들이—심지어 전문가들조차—치료 프로그램은 마지막 수단이며 이 외의 다른 방법들이 우선 시도되어야 한다고 믿는다는 사실을 발견했다. 이것은 유감스럽게도 보험 회사들이 치료 프로그램 비용을 보장하지 않거나, 만약 보장하는 경우에는 우선 외래 치료를 받아본 후 호전이 없어야 한다는 전제 조건을 제시하거나, 보험 적용을 위한 기준이 매우 까다롭기 때문일 수 있다. 내가 아는 내담자들 중에서는 이러한 기준을 충족시키고 자신이 필요한 치료를 받기 위해 증상을 늘리거나 체중을 더 줄인 사람들도 있다. 또한 부모와 치료자가 내담자에게 위협적인 어조로 "만약 살이 찌지 않는다면 널 입원시켜야만 하는데, 그러기를 원하지는 않겠지?"라고 말하는 경우도 있다고 들었다. 식이장애로 고통 받는 사람들이 구조화된 프로그램에 참여하기 위해 부모나 주위의 다른 사람들에게 설득되거나 강요되어야 하는 경우가 자주 있는 것이 현실이지만, 이래서는 안 될 것이다. 치료 프로그램은 치료 초기에도 훌륭한 선택 사항이며 식이장애를 초기에 성공적으로 치료하는데 도움이 될 수 있다. 뒤에 다양하고 훌륭한 치료 프로그램들에 대한 설명이 나와 있다.

주간 치료 프로그램이나 거주 시설과 같이 구조화된 장면에서의 치료는 증상이 통제를 벗어나거나 위험해질 가능성이 있는 경우 필요하다. 증상이 이미 위험 수준이고 의학적 위험이 상당하다면, 병원 또는 다른 적절한 24시간 보호 시설이 필요할 수 있다.

다음 목록은 거주 및 다른 입원 상황의 필요성을 결정할 때 흔히 사용되는 지표이다. 자살 위험 및 의학적 위험 요소가 있는 경우 병원 치료는 필수적이다.

1. 불규칙한 맥박 등과 같이 의사가 진료했을 때 나타나는 심장 문제
2. 저혈압
3. (매우 수척해지고) 1분당 45번 이하 또는 100번 이상의 맥박
4. 탈수
5. 전해질 이상
6. 급격한 체중 감소 또는 이상적인 체중에서 15~25%의 감소(이보다 심한 체중 저하는 거주치료보다 병원 입원이 필요하다.)
7. 충분한 심리치료에도 불구하고 지속되는 체중 감소(일주일에 0.5~

1kg씩)

8. 폭식/하제사용 행동이 계속되고 줄어들 기미가 없는 경우
9. 외래 치료가 실패했을 때: 호전이 없거나 악화되는 경우
10. 자살 사고 및 시도 (예: 자해)
11. 지지 체계가 없는 경우, 학대적인 가족 환경, 또는 지지 체계가 치료를 방해할 경우
12. 일상 생활을 수행하기가 힘든 경우
13. 약물 사용, 좀도둑질, 위험한 성적 행동 등 충동적인 행동이 증가할 경우

Q64 어떤 종류의 치료 프로그램들이 있나요?

(역주 : 미국의 치료 프로그램은 우리나라와 약간의 차이가 있을 수 있음)

내담자들은 보통 치료 프로그램을 생각할 때 병실에 갇힌 채 간호사와 의사들과만 의사소통하는 삭막한 병원 장면을 떠올린다. 그러나 실제로는 식이장애 내담자를 위해 특별히 짜여진 다양한 프로그램들이 있다. 어떤 프로그램은 낮 동안 진행되기 때문에 내담자가 집에 거주하면서 참가할 수 있고, 어떤 프로그램은 집이나 아름다운 장소에서 운동 프로그램 및 인격 전체–몸, 마음, 영혼–를 치료하고 보살피기 위해 구성된 다양한 다른 서비스와 함께 진행된다. 치료 프로그램을 알아볼 때는 여러 수준의 치료 강도와 구조의 차이를 이해하는 것이 중요하다. 치료 종류에는 입원 병동 시설, 거주 프로그램, 부분 입원, 주간 치료 프로그램, 집중 외래 프로그램, 쉼터 등이 있다.

입원 병동 시설

입원 치료 또는 병원에서의 24시간 보호는 의료 시설이나 정신과 시설에서 행해질 수 있으며 주로 식이장애로 의한 의학적 합병증을 치료하기 위해서 또는 자살 위험이 있는 환자를 안정시키기 위해서 단기간 머무르게 된다. 상태가 심각하거나, 병원이 식이장애를 위한 특별 프로그램을 제공하거나, 근처에 더 적합한 치료 시설이 없다면 병원에 더 오랜 기간 머무를 수도 있다. 식이장애 환자를 위한 전문 직원과 프로그램을 제공하는 병원이 점차 늘고 있다.

거주 시설

거주 프로그램은 자살 및 의학적 위험은 없으나 24시간 보호가 필요하거나 바람직한 경우 훌륭한 대안책이 된다. 보통 거주 프로그램은 인원 수가 훨씬 적고, 더 좋은 환경에서 이루어지며 병원보다 더 개인적이고 가격도 저렴하다. 많은 거주 프로그램이 시장 보기, 요리, 운동, 다른 일상 생활 등 병원에서는 도움 받기 어려운 부분에 대해 개인적인 도움을 받는다. 이게 바로 내가 여러 병원 프로그램을 진행해 본 후에 몬테 니도(Monte Nido)를 만든 이유이기도 하다.

각 거주 시설은 치료 수준에서 차이가 많이 나기 때문에 각 프로그램을 자세히 검토하는 것이 중요하다. 몬테 니도를 포함한 일부 거주 시설은 병원 입원 시설과 매우 비슷한 수준으로 정교하고 집중적이고 구조화된, 그러나 덜 메마르고 더 여유로우며 자연스러운 장소에서 치료를 제공한다. 어떤 거주 시설은 덜 구조화되어 있고 치료가 거의 없거나 집단 치료만을 제공한다. 쉼터를 진짜 거주 프로그램과 혼동하지 말라. 어떤 사람들은 곧바로 거주 치료 프로그램으로 가기도 하고, 또 어떤 사람들은 병원에서 먼저 치료를 받은 후 거주 프로그램에 들어오기도 한다.

부분 입원 혹은 주간 치료

나는 항상 외래 치료보다는 더 많은, 그러나 24시간 보호까지는 아닌 치료를 필요로 하는 내담자들이 많다는 것을 느껴왔다. 또한 나는 일찌기 병원이나 거주 치료를 받은 내담자들이 24시간 치료에서 점차 줄여가기 위해 중간 단계 프로그램이 필요한 경우가 많다는 것을 인식했다. 이것이 내가 주간 치료 프로그램인 캘리포니아 식이장애 센터(Eating Disorder Center of California)를 설립한 이유이다. www.edcca.com에서 이 프로그램에 대해 읽어보면 전체 주간 치료 프로그램이 어떤지에 대해 잘 알 수 있을 것이다. 주간 치료와 유사하게 부분입원 프로그램이 있는데, 그렇게 불리는 이유는 24시간 보호를 제공하는 동일한 병원 장면에서 한 단계 강도 낮은 치료 형태이기 때문이다. 주간 치료와 부분입원 프로그램은 부분적으로는 24시간 프로그램보다 비용이 덜 든다는 이유 때문에 점점 많이 생겨나고 있다. 보험 회사들은 24시간 보호 센터의 비용을 보장하기 전에 보통 주간 치료나 부분 입원프로그램을 먼저 받기를 요구한다. 환자들 입장에서는 집에 살면서 치료를 받을 수 있기 때문에 선호한다.

집중 외래 프로그램

외래 치료에서 한 단계 강도를 높이거나, 더 구조화된 보호에서 한 단계 낮추고 싶은 경우 집중 외래 프로그램이 적합할 수 있다. 이 프로그램은 일주일에 며칠, 낮이나 저녁 때 몇 시간에 걸쳐 이루어진다.

쉼터

몬테 니도에서 한 단계 강도 낮은 주간 치료 프로그램을 시작하자마자, 나는 쉼터도 만들었다. 나를 포함한 많은 전문가들은 내담자들이 입원이나 거주 치료를 마친 후 쉼터에서 시간을 보내면 회복에 훨씬 도움이 된다는 사실을 경험했다. 이런 프로그램은 내담자가 24시간 치료를 줄여가며 적응하도록 도와주는데, 내담자들은 여전히 구조적 틀 안에서 지도를 받으면서 회복 중에 있는 다른 내담자들과 함께 살면서 관계와 일상 생활을 연습할 수 있다. 내 내담자들 중에는 완전히 회복되기 위해 이 단계가 필수적이었던 사람들이 있다. 쉼터는 거주 치료만큼의 충분한 감독과 구조를 제공하지는 않기 때문에 거주 치료를 대체할 수는 없다.

Q65 *치료 프로그램은 어떻게 고르나요?*

좋은 치료 프로그램을 선택하기 위해서는 몇 가지 사항을 고려해야 한다. 만일 보험으로 치료비를 지불해야 한다면 당신의 보험 상품이 어떤 종류의 치료를 보장하는지 알아봐야 한다. 또는 마음에 드는 프로그램 몇 가지를 고른 후 전화 문의로 당신의 보험이 적용되는지 물어볼 수도 있다. 만약 직접 치료비를 지불해야 한다면 선택의 여지는 더욱 많아진다. 집과 가까운 곳의 프로그램을 선택할 지, 멀더라도 자신에게 가장 적합하다고 생각되는 프로그램을 선택할 지를 결정하라. 앞에서 언급한 바와 같이 다양한 치료 수준과 환경이 있으며, 여러 종류의 치료 철학과 접근법이 있는데, 이 중 일부는 6장에서 기술될 것이다. 치료 프로그램을 선택할 때 어떤 점을 고려할 지, 어떤 점을 문의할 지에 대한 목록을 만드는 것도 도움이 된다. 다음 두 질문에 간략한 요약이 나와 있다. 이 주제에 대한 좀 더 자세한 내용은 *식이장애 원전* 제3판(The Eating Disorder Sourcebook, Costin, 2007)을 참조하라.

Q66 프로그램을 선택할 때에는 어떤 점을 문의하고 고려해야 하나요?

다음 목록이 좋은 지침이 될 수 있지만, 치료 프로그램을 선택하는 것은 어려운 결정이다. 시간을 충분히 가지고 주위에 신뢰할 수 있는 사람들에게 조언을 구하는 것이 중요하다.

검토해야 할 점들은 다음과 같다:

1. 심리학적, 행동학적, 중독에 관한 접근법과 같은 전반적인 치료 철학은 어떠한가? (훌륭한 프로그램이라면 다양한 치료법을 통합해야 하며 흑백사고, 완벽주의, 비합리적인 음식 공포 등을 다루기 위한 인지행동치료가 반드시 포함되어 있어야 한다.)
2. 식사는 어떻게 다루어지는가? 매주 만날 수 있는 영양사가 있는가? 식사 후 감독이 있는가? 채식주의가 허용되는가? 식단에 따르지 않으면 어떻게 되는가? 식단이 개인의 필요에 맞춰질 수 있는가? (고객과 개별적으로 만나 식단을 융통성 있게 조절할 수 있는 영양사가 있어야 한다.)
3. 어떤 분야의 치료진이 있으며 몇 명인가? 전공 분야는 무엇이며 어떤 수련 과정을 거쳤는가? 식이장애에서 회복된 경험이 있는 치료진이 있는가? (개인적으로 나는 회복 경험이 있는 치료진을 만나보는 것이 중요한 요인이라고 생각한다.)
4. 프로그램 일정 사본을 받아보라: 개인 치료가 있는가 아니면 집단 치료만 있는가? 어떤 종류의 집단 치료인가? 주말에도 치료가 있는가? 운동과 레크리에이션은 어떤 것이 있는가? 운동에 관한 전문가가 있는가? 자유 시간은 얼마나 주어지는가?
5. 필요시 약물을 처방하고 치료를 제공할 내과의사와 정신과 의사가 있

는가? (이것은 믿을 만한 치료의 필수 조건이다.)

6. 프로그램의 정원은 몇 명인가? 치료자 대 내담자 비율은 어떠한가? (소규모의 프로그램은 더 개별화된 치료를 제공할 수 있고 장보기와 요리 등과 같은 실습을 직접 도와줄 수 있다.)
7. 프로그램의 소유자와 운영자는 누구인가? (이들이 핵심 인물들이며 그들의 철학과 개인적인 관여 여부를 아는 것은 중요하다. 책임자와 이야기할 수 있는지 물어보고 그가 내담자와 직접 연락하는지 알아보라.)
8. 어떤 단계별 치료가 제공되는가? 만약 제공되지 않는다면 이런 부분들은 어떻게 다뤄지는가? (모든 프로그램은 내담자들에게 치료의 단계별 수준을 제공해주어야 한다.)
9. 가족 구성원들의 참여는 어떻게 이루어 지는가?
10. 성공률은 어떠한가? (치료 프로그램 관계자들은 자신들의 프로그램의 성과를 직접 평가하고 고객들과 이 점에 대해 논의할 준비가 되어 있어야 한다.)

Q67 치료 프로그램에서 무엇을 기대할 수 있나요?

치료 프로그램에 처음 들어갈 때는 힘들 것임을 예상해야 하는데, 당신의 통제권의 전부 또는 대부분이 없어지고 당신이 알거나 믿지 못하는 사람들과 함께 있기 때문이다. 또한 당신이 폭식, 하제 사용 혹은 단식했던 금단 현상도 나타날 수 있다. 당신은 다른 동료들과 치료진에게 다가가 현재 느끼는 감정과 경험에 대해 말해야 할 것이다. 몇 가지 평가를 받게 될 것이고 치료 계획이 수립될 것이다. 만약 의학적인 치료나 모니터링이 필요하다면 그것이 우선 순위로 이루어질 것이다. 치료자와 만나서 목표를 세우고 그 목표를 위해 작업하는 것을 예상해야 한다. 영양사, 정신과 의사와 같은 다른 치료진도 보게 될 것이며 종합적인 치료의 기본적인 것에 대해 도움을 줄 것이다. 다양한 집단 치료에 참가하고 운동과 여가 시간도 가질 것이다. 가족 치료를 받는 것도 좋은 생각이지만 어떤 가족 구성원이 참여할지는 당신과 치료진이 함께 결정해야 한다. 만약 당신이 어리다면 가족 치료를 받는 것이 필수적이다. 이상은 일반적인 개관이다. 각각의 프로그램은 진행 방법이 다르고 핵심 프로그램 외에도 전문적인 서비스들을 제공한다. www.montenido.com 웹사이트를 방문하면 소규모의 거주시설의 치료에서 어떤 것을 예상할 수 있는지 자세히 알 수 있다.

Q68 입원 및 거주시설의 평균 치료 기간은 어떻게 되나요?

치료 기간은 내담자가 얼마나 아픈지와 보험 보장 기간에 따라 개인마다 매우 다르다. 보통 최소 한 달의 치료 기간이 필요하지만 많은 내담자들은 –특히 체중이 늘어야 할 경우–이보다도 긴 시간이 필요하다. 어떤 사람들은 몇 달이 필요하기도 하다.

Q69 사랑하는 사람이 치료 프로그램에 들어가 있는데 나도 참여해야 하나요?

만약 당신의 자녀가 청소년이라면 당신은 반드시 참여해야 한다.(7부에 더 자세히 나와 있는 내용을 읽어라.) 일반적으로 사랑하는 사람이 치료를 받고 있으면 참여하는 것이 낫다. 프로그램을 통해 그 사람과 그 사람이 겪고 있는 것에 대해 이해할 수 있게 되고 당신이 할 수 있는 것과 할 수 없는 것을 배우게 된다. 사랑하는 사람과 함께 하는 회기나 내담자들 및 그들에게 중요한 사람들이 다 함께 만나는 다가족 집단 모임에 참여하게 될 수도 있다. 또한 치료 도중 또는 치료 종결 후 집에서 당신이 어떻게 사랑하는 사람을 대해야 하는지에 대해 도움을 받게 될 것이다. 반드시 당신의 참여에 대한 내용을 사랑하는 사람의 치료자나 치료 팀과 함께 조정해라. 당신이 경험하게 될 느낌들과 단계들, 해야 할 일들과 하지 말아야 될 일들이 있다. 이러한 것들은 7부에서 다루게 될 것이다.

제 6 부

식이장애 치료의 철학적 접근

- 어떤 종류의 철학적 접근이 식이장애의 치료에 사용되나요?
- 정신역동 심리치료란 무엇인가요?
- 12-단계 치료법은 식이장애에 적합한가요?

등등…

Q70 어떤 종류의 철학적 접근이 식이장애의 치료에 사용되나요?

전문가들은 식이장애에 다양한 치료법들을 사용하며, 그 수는 너무 많아서 이 책에서 다 나열하고 설명하기 힘들 정도이다. 그렇지만 다음의 주된 네 가지 심리치료법이 식이장애에서 일반적으로 받아들여지고 연구되어 왔다.

1. 정신 역동 치료(Psychodynamic therapy): 과거 경험과 기저의 심리적 문제를 다루는데 초점을 맞춘다.
2. 인지행동치료(Cognitive behavioral therapy, 인지행동치료): 음식, 섭식, 체중에 관한 생각과 행동에 초점을 맞춘다.
3. 대인 관계 치료(Interpersonal therapy, 대인관계치료): 관계의 어려움에 초점을 맞춘다.
4. 변증법적 행동 치료(Dialectical behavior therapy, 변증법적행동치료): 인지행동치료, 대인 관계 치료, 마음 챙김 수련(자신의 내면을 더 잘 인식하도록 도와주는 것)의 조합이다.

이러한 치료법들 외에도 12-단계 치료법이 자주 사용된다. 12-단계 치료법은 본래 알코올 중독자들을 위해 개발되었으며 처음에는 대식증, 그 후에는 다른 식이장애의 치료에 적용되었다. 이 주제에 관해서는 앞으로의 질문들, 특히 75번에 추가적인 정보가 나와 있다. 다음 몇 개의 질문들이 세부적인 내용을 알려주기는 하나 식이장애의 철학적 치료법에 관한 더 자세한 논의를 위해서는 *식이장애 원전*(Costin, 2007)을 참조하라.

Q71 정신역동 심리치료란 무엇인가요?

정신 역동 치료의 기원은 프로이드로 거슬러 올라가지만 세월이 지남에 따라 다양한 정신 역동 학파들에 의해 변화하고 발전되었다. 정신 역동 치료는 특정 부적응적인 생각과 행동이 적어도 부분적으로는 무의식적이며 인생 초기에서 발전한다는 생각에 중점을 둔다. 부적응적 행동은 문제를 다루기 위해 개발된 방어 기제인데 건강한 대처 방법이 아니며 결국 여러 면에서 일상을 방해하게 된다. 정신 역동 치료자는 환자가 자신의 과거를 탐구하여 무엇이 자신의 생각과 감정과 행동을 발전시키게 됐는지 알아내도록 돕는다. 치료자는 무의식이 좀 더 의식적이 되도록 도움으로써 환자가 자신의 행동의 이유를 발견하도록 돕는다. 이러한 치료법은 환자의 내성 및 숙고 능력을 필요로 한다. 기저의 문제가 해결되면 환자의 부적응적 행동들은 더 이상 쓸모가 없어진다는 것이 이 치료법의 전제이다. 정신 역동 치료는 식이장애 환자들이 기저의 문제들을 다루도록 도와줄 수 있다. 하지만 요즘에는 근본적인 문제만을 다루는 것이 식이장애 증상을 해결하는데 충분하지 않으며 음식, 체중, 대인 관계와 관련된 현재의 문제들을 직접 다루는 것 또한 필요하다는 생각이 일반적으로 받아들여지고 있다. 자기 심리학과 같은 정신 역동 치료의 새로운 형태들이 이러한 치료 방식을 더 많이 사용한다.

> 정신 역동 치료는 특정 부적응적인 생각과 행동은 적어도 부분적으로는 무의식적이며 인생 초기에서 발전한다는 생각에 중점을 두고 있다.

Q72 인지행동치료가 식이장애를 치료하는 가장 좋은 방법이라고 들었는데, 맞나요? 이 치료법은 어떤 것인가요?

시간이 흐름에 따라 식이장애에서 나타나는 심각한 행동 양상을 깨뜨리기 위해서는 근본적인 문제만을 다루는 것이 충분하지 않다는 점이 드러났다. 인지 치료는 개인이 세상을 구조화하는 방식에 의해 정서와 행동이 결정된다는 신념에 기초를 두는데, 이것은 이전 경험에서 발전된 태도와 가정에 근거한 인지(사고와 믿음)를 통해 이루어지는 것이다. 인지행동치료는 행동 기법과 인지 치료의 조합이다. 인지행동치료 기법은 왜곡된 인지를 감별하고 현실적으로 검증하며 수정하기 위해 구성되었다. 식이장애가 있는 사람에게서 흔히 나타나는 왜곡된 인지는 "만약 내가 아이스크림을 먹는다면 나는 뚱뚱해질거야"이다. 구체적으로, 인지행동치료는 이런 종류의 역기능적 신념과 태도를 변화시켜 정상적인 섭식과 회복을 하도록 돕는다. 연구에 의하면 인지행동치료는 대식증과 폭식에서는 성공적이지만 아직까지 신경성 거식증에 대해서는 효과가 미미한 것으로 나타났다. 그렇지만 나는 모든 식이장애 진단을 받은 내담자들에게 인지행동치료를 성공적으로 사용한 경험이 있으며 따라서 나의 모든 치료 프로그램 및 나의 치료자들의 개인 치료에서는 인지행동치료를 사용한다.

인지행동치료의 행동 기법은 특정 행동을 바꾸기 위한 것만이 아니라, 특정 행동과 관련된 개인의 인지를 이끌어 내기 위해 사용된다. 식이장애의 인지행동치료는 폭식, 하제 사용, 제한을 두는 행동 등과 같은 증상 행동들에 초점을 맞춘다. 외형과 몸무게에 대한 역기능적 생각들도 직접적으로 다루며 이를 대체할 수 있는 생각 양식과 행동을 개발하려 노력한다. 섭식 양식을 모니터링하고, 잘못된 인지에 도전하며, 식이장애 행동의 자극 요인을 구별하는 것 모두 이 치료법의 중요한 요소들이다.

증거에 기반한 인지행동치료 치료는 매우 구체적이고 주로 20주 동안 진행된다. 치료는 세 단계로 나눠진다. 첫 번째 단계는 대식증의 유지에 관한 인지적 관점을 제시하며 폭식을 더 안정적인 섭식 양식으로 대체하기 위한 행동 기법들을 도입한다. 낮은 자존감, 외모와 몸무게에 관한 지나친 관심, 엄격한 다이어트 모두가 대식증의 악순환을 유지하는데 영향을 미친다. 두 번째 단계는 건강한 섭식 습관을 세우고 다이어트를 없애는데 초점을 맞추며, 섭식 문제를 유지시키는 사고, 행동, 가치관을 면밀히 조사한다. 인지행동치료의 마지막 단계는 치료 종결 후 치료에서 얻은 성과를 유지시키는 것에 대한 것이다.

인지행동치료 치료 지침서에 의하면 치료 초반에는 8회기 동안 다음의 단계들이 실행된다.

1. 내담자에게 오리엔테이션을 제공하고 인지행동치료를 설명하며 협력적인 치료적 관계를 형성한다.
2. 개인력을 자세히 조사한다(섭식 문제, 신체 병력, 가족력, 이전 치료 경험 등).
3. 음식 모니터링 기록지, 매주 몸무게 재기, 그리고 과제에 대한 개념을 소개한다.
4. 몸무게와 섭식, 폭식과 하제사용의 신체적 결과, 체중 조절의 비효과적인 방법으로서의 하제사용, 다이어트의 부작용 등에 대해 내담자를 교육한다.
5. 주기적인 섭식 계획, 대안 행동의 사용과 자극 통제에 대한 조언을 제공한다.
6. 주변 사람들을 통하여 문제를 드러내고, 의사소통을 촉진하며, 치료

원칙에 관한 내담자의 이해를 검증하고, 다른 사람으로부터의 지지 체계를 구성한다.

이러한 단계별 과정은 전형적인 인지행동치료 단계이며 이 분야의 뛰어난 연구자들이 개발한 치료 매뉴얼에 기술되어 있다. 더 자세한 정보를 위해서는 *대식증: 특징, 평가, 치료*(Binge Eating: Nature, Assessment, and Treatment, Fairburn et al., 1993)를 참조하라.

많은 사람들이 인지행동치료를 대식증 치료의 황금률로 간주하는데, 이것은 사실이다. 왜냐하면 많은 대식증 연구에서 인지행동치료가 약물 치료와 정신 역동 치료와 같은 다른 치료법들보다 폭식과 하제사용 행동을 감소시키는데 더 큰 효과를 보였기 때문이다. 인지행동치료는 대식증을 치료하는데도 도움이 되는 것으로 나타났으며, 어떤 내담자들은 체중을 감소하는 데에도 도움이 된다고까지 말하는데, 체중 감소는 대식증의 치료에서 드문 일이다. 그렇지만, 대식증의 치료에 이 방법을 사용한 많은 연구들에서, 상당수의 사람들이 치료 종결 시기에 증상이 남아 있었으며 치료 종결 후 재발했다는 점은 언급되어야 하겠다. 또한, 대인관계치료와 같은 다른 치료법들이 동등한 효과가 있거나 심지어 더 나을 수도 있다는 새로운 연구도 떠오르고 있다. 따라서 인지행동치료를 다른 치료법들과 함께 사용하는 것이 가장 좋을 것 같다. 인지행동치료는 거식증과 관련해서는 최소한의 연구만 진행되었으며 현재까지 밝혀진 효과는 제한적으로, 앞으로 더 많은 연구가 실행되어야 할 것이다. 개인적으로 나는 거식증 내담자들에게 다른 치료법들과 함께 인지행동치료를 사용하면 효과가 좋다는 것을 발견하였다.

Q73 대인관계치료는 무엇이며 식이장애의 치료와는 어떤 관계가 있나요?

대인관계치료는 내담자가 대인 관계 문제를 규명하고 수정하도록 돕기 위해 구성된 단기간 집중적 심리치료이다. 이 치료법은 1940년대에 임상적 우울증을 위한 치료로서 개발되었는데 최근에는 약물 남용, 부부 문제, 식이장애, 특히 대식증의 치료에 사용되고 있다. 대인관계치료는 개인 심리치료의 비직접적인 형태이며 대인관계치료 프로토콜은 4~5개월에 걸쳐 한 회 50분짜리 회기 15~20번으로 구성되어 있다. 이 치료법은 음식과 몸무게와 관련된 특정 행동보다는 대인 관계 문제와 갈등을 일차적으로 다룬다. 대인관계치료에서는 다음의 세가지 평가를 통해 "대인관계 조사 목록"을 작성함으로써, 치료의 초점이 될만한 대인 관계 문제(들)를 구별해낸다. (1) 식이장애가 발병되고 더 중요하게는 유지되어 온 대인 관계 맥락의 평가 (2) 내담자의 현재 대인 관계 기능의 질의 평가 (3) 특정 식이장애 삽화에 대한 대인 관계 맥락의 조사. 내담자는 자신의 증상의 발현 및 유지에 있어 대인 관계 문제의 역할을 이해하도록 도움 받는다.

치료는 다음 세가지 단계로 이루어진다. 첫 번째 단계의 목표는 내담자를 치료로 이끌고 현재 대인 관계 문제를 구분해내며 치료 계약을 설정하는 것이다. 치료자와 내담자는 구분된 문제들 중 어떤 것이 이후 치료의 초점이 될 것인지를 결정한다. 둘째, 셋째 단계는 우울증을 위한 대인관계치료와 동일하며, 유일한 차이는 식이장애의 치료에서는 치료자가 내담자에게 변화하도록 더 압박을 가한다는 것이다. 식이장애는 직접적으로 다루어지지 않으며, 만약 내담자가 식이장애 자체를 직접적으로 다루려고 시도한다면 치료자는 대인 관계 맥락으로 초점을 바꾼다(The Clinical Psychologist, Fairburn, 1994).

식이장애를 위한 대인관계치료는 대식증의 인지행동치료 연구에서 통제 집단으로 사용되면서 '발견'되었다. 비록 초반에는 인지행동치료가 훨씬 성공적인 것처럼 보였지만, 추후 평가 때에는 대인관계치료를 받은 내담자들이 인지행동치료를 받은 내담자들 만큼이나 경과가 좋았던 것이다. 이것은 예측 밖의 결과였다. 다른 연구에서도 대식증의 폭식 증상 감소에 있어 대인관계치료가 인지행동치료만큼 효과가 있는 것으로 나타났다.

Q 74 나의 치료자는 변증법적 행동 치료를 사용하는데 이것이 나의 식이장애에 도움이 될까요?

변증법적행동치료는 경계선인격장애의 치료를 위해 마샤 리네한(Marsha Linehan)이 개척해낸 심리사회치료의 한 형태이며, 식이장애가 있는 사람들에게도 효과가 나타나고 있다. 변증법적행동치료의 전제는 어떤 사람들은 정서적 자극에 비정상적으로 높은 수준으로 자극되어 반응하며 정상 수치로 돌아오기 위해서는 더 많은 시간이 걸린다는 것이다. 왜 이 사람들이 이런 방식으로 반응하는지에 대한 이유는 불분명하지만 부분적으로는 본성과 양육, 즉 생물학적 요인과 환경적 요인의 조합 때문일 수 있다.

경계선인격장애를 가진 사람들과 식이장애, 특히 대식증을 가진 사람들은 정서적으로 **변동이 심한** 것으로 알려져 있으며 으레 혼란과 위기에 닥치면 적절히 대처하지 못한다. 변증법적행동치료는 대처 기술을 가르치는 방법이며 매우 직접적인 형태의 치료법이다. 변증법적행동치료는 본래 충동 조절, 자기 파괴적 행동, 변덕스러운 기분, 관계 문제를 가진 사람들을 치료하기 위해 개발되었는데, 이런 것들은 모두 대식증이 있는 사람에게서 흔히

> ***변동이 심한 :***
> 재빨리 변하는 감정.

나타나는 증상들이다. 인지행동치료와 비슷하게, 변증법적행동치료는 행동 증상들을 직접적으로 다룬다. 또한 변증법적행동치료는 대인관계 문제를 다루고, 내담자가 자기 파괴적 또는 자기 패배적 행동을 하지 않고도 감정과 문제를 다룰 수 있도록 다양한 분야에서의 기술을 개발하도록 돕는데 중점을 둔다. 변증법적행동치료는 흔히 인지행동치료와 대인관계치료의 조합으로 기술되며 식이장애에 관한 유용성이 점점 더 이해되고 받아들여질 것으로 보인다. 마음 챙김과 인식 훈련도 변증법적행동치료의 중요한 요소이다. 이러한 기술은 내담자가 자기 내부와 바깥 세계에 더 주의를 기울이고 의식적이 되기 위한 방법을 개발하도록 돕는다.

변증법적행동치료의 치료 목적은 위계적인 구조를 갖는다.

1. (가장 중요하게는) 자해 및 생명을 위협하는 행동의 감소
2. 치료를 방해하는 행동 감소
3. 내담자의 삶의 질을 저하시키는 행동 감소
4. 자기 존중 증진
5. 집단 회기에서 가르치는 행동적 기술 습득
6. 내담자가 세운 추가적인 목적들

리네한의 변증법적행동치료 프로그램은 개인 회기와 집단 회기를 모두 포함한다. 개인 치료에서 치료자와 내담자는 매주 치료 회기 및 회기 간 전화 통화를 통해 그 전 주에 있었던 문제 행동과 사건들을 자세히 탐색한다. 행동 사슬 분석이라고 불리는 것을 통해 한 가지 행동으로 이어진 사건들을 구분하고 가능한 대안법을 논의한다. 치료자와 내담자는 무엇이 내담자가 그 문제에 더 적응적인 방법으로 대하지 못하게 했는지를 함께 조사한다. 변증법적행동치료 치료자는 적극적으로 교육하고 적응적인 행동을 강화시키며, 특히 치료 관계 안에서 적응적 행동이 나타날 때 그렇게 한다. 내

담자는 자신의 감정으로부터 주의를 돌리거나 회피하거나 폭식과 하제사용과 같은 부적절한 대처 행동을 사용하기보다는 자신의 감정을 관리하고 다루는 법을 배운다.

집단 치료에서는 매주 회기를 통해 대인관계 효율성, 고통 인내 및 현실수용 기술, 정서 조절, 마음챙김 기술을 가르친다. 집단 치료자는 회기 사이에 내담자에게 전화를 걸지 않지만 위기에 처한 내담자들은 개인 치료자에게 의뢰한다.

변증법적행동치료 집단 치료는 지난 몇 년 동안 나의 모든 치료 프로그램에서 효율적이고 인기 있는 부가적 방법이었으며, 나의 치료자들도 개인 회기에서 이 방법을 점점 더 많이 사용하고 있다.

Q75 12-단계 치료법은 식이장애에 적합한가요?

12-단계 치료법은 알코올 중독으로 인해 술에 대한 자신의 욕구를 조절할 수 없고 자신의 삶을 더 이상 통제할 수 없는 사람들을 돕기 위한 중독 치료 방법이다. 폭식에 대한 통제할 수 없는 욕구와 자신의 폭식 때문에 삶이 자신의 통제 밖이라고 느끼는 사람들에게 12-단계 치료법이 적용될 수 있다는 점을 깨달은 몇몇 사람들에 의해 이 치료법이 식이장애에 처음 적용되었다. 그 당시 이러한 "음식 중독자"들은 강박적인 과식자들로 의뢰되곤 했었지만 지금은 대식증이 진단 내려진다. 이러한 사람들의 치료에 적용된 12-단계 프로그램은 과식치료 모임치료법이라고 불린다.

과식치료모임치료법은 단주모임 치료법의 12단계를 강박적인 섭식 문제에 맞게 적용하여 강박적인 과식에서 회복하도록 돕는 프로그램을 제시하였으며, 마침내 이 특정 대상을 위한 구체적인 과식치료모임치료법 책들이 출판되었다. 단주모임과 마찬가지로, 과식치료모임 참가자들은 회복을 위한 12-단계 치료법을 따르며 후원자, 즉 자신보다 앞서 이 치료를 받아 회복한 사람들의 지지를 받는다. 또한 과식치료모임은 단주모임처럼 전 세계에서 모임을 갖고 회비가 없으며 서로의 익명을 존중하고 경험, 힘, 희망의 연대감을 제공한다. 더 자세한 내용은 *과식치료모임의 12단계 및 12전통*(The Twelve Steps and Twelve Traditions of Overeaters Anonymous, Elisabeth L., 1993)을 참조하라.

점차적으로, 대식증과 거식증이 있는 사람들도 식이장애에 대한 도움을 위해 과식치료모임에 의뢰되기 시작했다. 폭식 문제가 있는 많은 사람들이 과식치료모임 치료법을 통해 회복된 반면 거식증과 대식증이 있는(특히 거식증이 있는) 사람들의 경우 이 치료법을 적용하는 것이 더 복잡하고 어렵다고 느낀다. 단주모임에서 금주는 분명한 문제로, 모든 사람들은 점차적으로 알코올로부터 완전히 금주해야 한다. 하지만 음식 문제와 관해서는 절제 문제가 더욱 모호해진다. 과식치료모임이 처음 시작됐을 때는 스스로 강박적인 과식자라고 생각한 사람들은 설탕과 흰 밀가루같은 음식을 끊었고 하루에 세끼만 먹는 식단을 따랐다. 이것은 꽤 간단해 보이지만 실행하기는 어려운 것이다. 대식증이나 거식증에 관해서는 절제 문제가 더욱 복잡해진다. 대식증이 있는 사람들은 "폭식하는 것"을 절제하려고 노력할 수 있지만 대신 다른 종류의 음식을 폭식할 가능성이 크다. 거식증이 있는 사람들의 경우 절제 자체가 병의 일부이기 때문에 절제하지 말아야 한다. 실제로 과식치료모임과 과식치료모임의 절제 철학은 거식증과 대식증이 있는 사람들에게 문제를 야기할 수 있다. 미국 정신의학회(American Psychiatric Association)의 식이장애 치료 지침은 신경성 거식증의 치료에 12-단계 프로그램을 추천하지 않으며 이 치료법은 신경성 대식증을 위한 부가적인 치료로서 유용하다고 명시한다(12-단계 치료법의 식이장애에 대한 금기에 대해서는 미국 정신의학회 지침이나 이 책의 8부에서 더 많은 정보를 얻을 수 있다). 점차적으로 거식증 및 대식증치료모임과 같은 여러 단체들이 이러한 사람들의 특정 필요를 채우기 위해 형성되기 시작했으며, 2000년 2월에는 식이장애치료모임이 아리조나의 피닉스에서 설립되었다. 식이장애치료모임은 식이장애의 모든 형태를 다루고 사람들이 식이장애에서 완전히 회복될 수 있다고 주장하며, 모든 식이장애에 과식치료모임의 12단계를 적절히 적용하여 사용한다. 다음은 식이장애에 어떻게 12단계가 사용되는지에 대한 예로서 식이장애치료모임 웹사이트에서 발췌하였다.

식이장애 치료모임의 12단계

1. 우리는 식이장애에 대해 우리가 힘이 없다는 것, 우리의 삶이 통제 밖으로 벗어났다는 점을 인정했다. 우리는 마침내 우리가 하고 있는 것들이 효과가 없다는 것을 인정해야 했다.
2. 우리보다 더 큰 힘이 우리를 건강하게 회복시킬 수 있다는 점을 믿기 시작했다. 우리는 우리가 나아질 수 있다는 것, 근본적인 치유의 힘이 존재한다는 것을 믿기 시작했다.
3. 우리가 하나님을 이해함에 따라 우리의 의지와 삶을 하나님의 보호 아래 넘기기로, 그리고 우리의 경직된 기준을 놓아버려도 쓰러지지 않을 것이라는 점을 믿기로 결정했다. 우리가 조심스럽게 모험을 시도하면서 신, 우리 자신, 다른 사람들에 대한 신뢰가 커졌다.
4. 스스로를 탐색하기 위해 도덕적 목록을 만드는 용감한 시도를 했다. 무엇이 우리를 꼼짝 못하게 만들었는지 살펴봄으로써 다시 그럴 일이 일어날 가능성을 감소시켰다. 우리의 두려움 및 왜 두려운지 이유를 탐색하고, 우리가 하는 거짓말과 그 이유, 우리의 부끄러움과 죄책감, 그리고 그 이유를 살펴보았다.(이 단계는 하나님과의 관계를

가로막는 방해물을 밝히는 탐조등 역할을 한다.)

5. 우리가 정확히 무엇을 잘못했는지를 하나님과 우리 자신, 다른 사람들 앞에 인정했다. 이 과정은 우리에게 책임자로서의 권위를 세워주었다. 우리는 인류에 대한 소속감을 느끼기 시작했다.(이 단계는 하나님과의 관계 사이에 있는 방해물을 치워주는 불도저 역할을 한다.)
6. 하나님께서 이 모든 성격적 결함을 없애시도록 전적으로 준비되어 있었다. 우리는 있는 그대로의 자신을 수용하기 시작했고 스스로의 행동에 책임을 지기 시작했다. 우리는 스스로를 고칠 수 없음을 인식했다. 우리는 결과가 아닌 노력을 가지고 인내심을 가져야 했다. 결과는 하나님께 달려 있음을 깨달았다.
7. 우리의 결점을 없애달라고 하나님께 겸손히 요청하였다. 완벽하지 않은 노력을 스스로 수용할 수 있게 해달라고 여쭈었다. 우리가 잘하고 있는 것에 초점을 맞추기 시작했으며 그러면서 "옳은"것들이 많아지기 시작했다.
8. 우리가 상처 입힌 사람들의 목록을 작성하고 그들 모두에게 기꺼이 보상할 마음을 먹었다. 우리가 상처준 사람들과 우리에게 상처주었다고 생각되는 사람들의 목록을 만들었으며, 우리의 잘못을 인정하고 그들의 잘못을 용서했다. 용서가 평화를 가져왔다.
9. 해가 될 경우를 제외하고는 가능한 한 그들에게 직접적으로 보상했다. 후원자와의 상담과 기도 후에 우리가 상처 입힌(그리고 완전히 용서한) 사람들에게 가서 우리의 잘못을 인정하고 유감을 표했다. 우리는 명료하게 잘못을 진술했으며 진심 어리고 비난조 없는 말투로 고백했다. 우리는 답례로 아무 것도 바라지 않았다. 책임감이 우리를 자유롭게 했다.
10. 개인적으로 조사 목록을 계속 만들었고 우리가 잘못했을 때는 즉시 인정했다. 스스로의 양심에 귀를 기울였고 계속 기울이려 노력한다.

문제가 있을 때는 정직한 태도를 갖고 보상하며 우리의 생각이나 행동을 변화시킨다. 우리가 잘 하는 것에도 초점을 맞추고 그것에 대해 이야기한다.

11. 우리가 하나님을 이해함에 따라 기도와 명상을 통해 하나님과의 의식적인 교제를 향상시키려고 노력했으며, 우리를 향한 하나님의 뜻을 깨닫고 그 뜻을 행할 수 있는 힘을 달라고 기도했다. 우리의 마음의 소리에 귀를 기울였고 지속적으로 기울인다. 우리는 진정으로 하나님의 뜻이 무엇이 되든지 언제가 되든지 상관 없이 그 뜻을 이해하고 행하기를 구한다. 우리 자신이 불완전하더라도 진정한 노력에 대해 스스로에게 점수를 준다.
12. 이러한 단계들의 결과로서 영적 각성을 얻은 후 이러한 메시지를 다른 사람들에게 전하고 매사에 이러한 원칙을 적용시키려 노력했다. 마침내 신뢰를 배운 후에 우리의 경험과 힘과 희망을 다른 사람들과 나누고 우리 자신, 하나님, 삶과 평화롭게 지내도록 노력한다.

식이장애의 치료에 있어 12-단계 프로그램의 효율성을 증명한 통제된 연구는 알려져 있지 않다. 그러나 많은 치료 프로그램들이 이 방법을 사용하고, 많은 내담자들이 자신의 식이장애를 극복하는데 12-단계 프로그램이 효과가 있었거나 있다고 보고한다. 식이장애에 12-단계 치료법을 사용하는데는 문제가 있을 수 있기 때문에, 각각의 사람들에게 이 치료법이 적합한지 적합하지 않은지에 대해 충분히 알 필요가 있다. 만약 이 치료법이 사용된다면, 적용할 수 있는 많은 방법들이 있으며, 이미 많은 전문가들과 내담자들이 사용한 바 있다. 8장에서 식이장애의 12-단계 프로그램의 사용법에 대해 논의할 것이다.

Q76 식이장애에 영적인 치료법을 어떻게 적용할 수 있나요?

12–단계 프로그램은 영적인 요소를 포함하며 회복을 위해서는 이것이 필수적이라는 점을 오래 전부터 인식해 오고 있다. 나 또한 영성이 회복에 중요한 부분을 차지한다고 믿지만, 이 점을 지지할 수 있는 연구는 거의 없다. 또한 나는 영적인 면을 다룰 때 치유가 더 깊은 수준에서 일어난다고 믿는다. 식이장애의 치료에 있어 영성에 대한 나의 입장을 논의하기 위해 밑의 글을 2002년도 식이장애 치료와 예방 학회지(Eating Disorders, The Journal of Treatment and Prevention)에 내가 기고한 *영혼 수업*(Soul Lessons)이라는 논문에서 발췌한다.

"피상적인 삶을 사는 것은 식이장애의 한 특징이다. 이것은 식이장애로 고통 받는 사람들이 의미 있는 삶을 살지 못한다는 뜻이 아니다. 의미를 상실했다는 것이다. 그들은 정말로 중요한 것이 무엇인지에 대한 감각을 잃었다. 예를 들어, 체중계의 숫자가 자신의 건강보다 더 중요하지 않으나 식이장애가 있는 사람들은 이것이 진리인 양 사는 것이다. 식이장애의 세계에서는 4 사이즈에 들어 맞는 것이 너무 중요해서 이 사이즈에 맞게 몸매를 유지하기 위해 하루에 몇 차례 구토하는 것이 용납된다. 식이장애가 있는 사람들은 현재 문화의 흐름을 극단으로 몰고 간다.

식이장애를 치료하는 것은 다차원적인 작업이다. 영양학, 의학, 심리학, 심지어 유전적인 요소들까지 고려해야 하며 모든 부분을 다루어야만 한다. 하지만 나는 식이장애의 치료는 증상만을 제거하는 것이 아니라 내담자의 삶에 목적과 의미를 불어 넣는데 초점이 맞추어 져야 한다고 강력히 주장한다. 내담자가 삶의 영적이고 신성한 면, 영혼에 다시 연결된다면, 증상이 필요한 이유는 줄어 들게 된다.

우리 사회는 사람들이 영혼을 인식하고 양육하도록 돕기 위해 구성되어 있지 않다. 대신, 우리 문화에서는 내적 삶은 무시된 채 외형과 외부적 타당성에 관심이 부여된다. 실제로, 내가 고안한 치료 프로그램인 몬테 니도에서는 많은 내담자들이 영혼이 무엇인지, 자신은 무엇이 영혼이라고 믿는지에 대해, 또는 영성이 무엇을 의미하는지에 대해 이야기하라고 하면 어떻게 대답해야 할지조차 모른다. 나의 모든 치료 프로그램에는 치료의 요소로서 특정 종교와는 무관한 영성을 포함한다. 우리는 영성은 종교와 다르다는 관점을 가지고 내담자들과 함께 작업한다. 종교는 신도들이 따르고 실행하도록 정해놓은 교의, 그리고 신념과 관습의 조직체라는 점에서 다르다. 이에 반해 영성은 더 개인적인 경험이며 각 개인이 성스럽고 신성한 개체와 맺는 관계를 포함한다.

> **우리 사회는 사람들이 영혼을 인식하고 양육하도록 돕기 위해 구성되어 있지 않다.**

나는 식이장애가 영혼으로부터의 진정한 절단을 나타낸다고 확신한다. 나는 식이장애의 증상들이 영혼이 내는 목소리이며 거기에 주의 깊게 귀 기울이고 배워야 한다고 여러 차례 말한 바 있다. 동시에 우리는 우리 내담자들의 삶에 영혼 충만함과 영적인 차원을 다시 불어 넣어주어야 한다. 개인이 신성과 영성에 다시 연결될 때 식이장애의 목적은 사라지게 마련이다.

하나님, 영성, 종교, 신성에 대한 논의 외에도 이 점을 염두에 두고 내 치료 프로그램은 명상, 마음 챙김 훈련, 요가, 자연 산책을 포함한다. "육체와 영혼(Body and Soul)"이라는 집단은 육체와 영혼에 대한 인식 및 그 둘이 어떻게 연관되어 있는지에 대한 이해를 촉진시키기 위해 사용된다. 이 집단의 목적은 내담자들이 자신의 육체, 영혼, 다른 사람들, 자연, 우주, 신성-

나는 이 모든 것들이 영성 및 식이장애의 치유를 촉진시킨다고 믿는다–에 더 가까이 연결되기 위한 경험을 제공하는 것이다. "육체와 영혼"에서 우리가 가르치는 개념 중 하나는 초심자의 마음(Beginner's Mind)이다.

> 초심자의 마음: 초심자의 마음을 생각하면 영화 케이펙스(K–PAX)가 떠오른다. 케빈 스페이시(Kevin Spacey)가 연기한 등장 인물이 지구를 방문하기 위해 인간의 형상을 띠고 오는데 그는 지구에서 오지 않았기 때문에 모든 것을 초심자의 마음으로 바라본다. 선종 불교에서는 영적인 행위로서 초심자의 마음으로 사물을 바라보도록 연습시킨다.

초심자의 마음은 평범하고 흔한 것들을 가지고 우리가 그것들을 진짜로 바라보고, 인식하고 음미하도록 훈련시킨다. 당신이 다른 행성에서 왔다고 가정하고 처음으로 사과나 오렌지를 맛본다고, 당신의 행성 친구들에게 그 맛을 처음으로 묘사한다고 상상하라. 실제로, 이것은 식이장애 내담자들에게 내줄 수 있는 매우 좋은 과제이다. 내담자들은 사과를 우리에게 기쁨과 영양을 주고 즙이 많고 침이 고이게 만들고 아삭한 달콤함을 제공하며 나무에서 자라는 생명체로 보기보다는 사과가 흔하기 때문에 당연시 여긴다는 것을 깨닫게 된다. 사과가 얼마나 대단한지에 대해 깨닫게 되는 것이다. 우리 모두는 단지 잠시 멈추어서 귀를 기울이고 이 모든 것을 감사로 받아들이도록 상기되거나 안내받기만 하면 된다. 케이펙스에서 케빈 스페이시는 바나나를 먹으면서 정신과 의사에게 "당신의 생산물 자체가 여행 전체를 가치 있게 만들었소"라고 말한다."

어떤 것이 익숙하고 흔하다고 해서 그것이 경외스럽거나 훌륭하거나 신성하지 않다는 것을 의미하지는 않는다. 선종의 초심자 마음의 개념은 우리 주변에 있는 모든 것에 대해 우리가 감사하도록 만드는 중요한 개념이다. 우리는 초심자의 마음으로 사물을 새롭고 신선한 시각으로 바라볼 수 있다.

매일 해가 지기 때문에 우리는 그것을 당연시 여기지만, 그렇게 생각해야 할 필요는 없는 것이다.

www.montenido.com에 가면 영혼 교육과 마음챙김, 그리고 식이장애의 치료에 영성을 포함시키는 것에 대한 더 많은 정보가 나와 있다. 이 주제에 대해 글을 쓰고 강의하며 내담자의 치료에 영성을 사용하는 전문가의 수는 증가하고 있으며, 이 주제에 대한 책들은 다음과 같은 것들이 있다: 신화와 전설을 사용한 매우 읽기 쉬운 책인 아니타 존스톤(Anita Johnston)이 쓴 *달빛 아래에서의 만찬*(Eating in the Light of the Moon, 2000); 리차드 칼슨과 벤자민 쉴즈(Richard Carlson, Benjamin Shields)가 쓴 작지만 영감적인 *영혼을 위한 책자*(Handbook for the Soul, 1996); 토마스 무어(Thomas Moore)가 쓴 더 진지하고 철학적인 작품인 *영혼 돌봄*(Care of the Soul, 1994) 등이 있다.

제 7 부

가족과 주변 사람들을 위한 지침

- 사랑하는 사람이 식이장애가 있는지 알 수 있는 증상들이 있나요?
- 사랑하는 사람이 식이장애가 있다면 어떻게 다가가는 게 가장 좋은가요?
- 사랑하는 사람이 식이장애가 있다면 해야 될 일과 해서는 안 될 일이 있나요?

등등…

77 사랑하는 사람이 식이장애가 있는지 알 수 있는 증상들이 있나요?

만약 당신의 친구, 친척, 학생 또는 직장 동료가 식이장애가 있는 것으로 추측되고 당신이 도와주고 싶다면, 그 사람과 직접 이야기하거나 그 문제에 대해 그 사람과 이야기할 수 있는 사람과 이야기하라. 당사자와 이야기하기 전에 당신의 짐작을 확실히 하기 위해 정보를 충분히 얻는 것이 현명하다.

다음의 목록은 어떤 점을 살펴봐야 할 지 알려주는 점검표이다:

______ 다른 사람들과 함께 있는 자리에서 먹지 못하거나 그들 앞에 놓인 음식을 먹지 못한다.

______ 다른 사람들을 위해 요리는 하지만 자신은 먹지 않는다.

______ 식사 직후 화장실에 자주 간다(화장실의 물을 내려서 구토하는 소리를 숨길 수 있다).

______ 집안의 음식이 계속 사라진다.

______ 점점 고립되고 침울해진다.

______ 음식을 잘게 썰거나, 씹고 나서 뱉거나, 숨기거나, 기름진 음식을 냅킨에 찍는 등 음식과 관련된 의식을 행한다.

______ 몸무게를 줄이는 것과 관련된 기사나 책을 끊임 없이 읽는다.

______ 창백하고 허약해 보이고 뼈가 돌출되고 몸에 털이 나거나 머리카락과 심지어 속눈썹이 빠진다.

______ (구토로 인해) 눈이 충혈되거나 양쪽 귀 뒤가 부어 있다.

______ 거절에 몹시 민감하고 끊임 없이 안심시켜 줘야 하며 완벽주의적이다.

_______ 저체온으로 항상 추위를 탄다.
_______ 저혈압 및 낮은 심박수
_______ 월경 불순
_______ 복통과 변비
_______ 다른 행동화 양상(예: 절도, 약물 사용, 문란한 성관계)
_______ 불면증, 수면 문제
_______ 음식의 종류, 양, 식사 시간에 대해 엄격하게 통제한다.
_______ 칼로리를 계산하고 제한하며 음식을 잘 안 먹으려 하고 먹는 것에 대해 죄책감을 느낀다.
_______ 반복적으로 몸무게를 재보고 체중계가 없으면 당황하고 살 찌는 것에 대해 경악한다.
_______ 음식에 집착한다(음식에 대해 이야기하고 다른 사람들이 먹는 것에 관심을 보이고 다른 사람들을 위해 요리한다).
_______ 집안의 음식이 사라지고 많은 음식을 산 영수증이 발견된다.
_______ 손등에 자국이 있다(구토를 유도하기 위해 손과 손가락을 사용해서 생긴 것일 수 있다).
_______ 식사 후 화장실이나 다른 곳으로 사라진다.
_______ 변기 주위나 다른 곳에서 구토 흔적이 발견된다.
_______ 체중 감소 및 체중 감소에 대한 집착
_______ 헐렁한 옷을 입어 살 빠진 것을 감춘다.
_______ 강박적이고 의무적으로 운동을 하며, 운동을 안 하고 지낼 수 없다.
_______ 식습관과 관련하여 거짓말을 하거나 안 먹는 이유나 다른 식습관에 관해 변명한다.
_______ 음식 내 또는 신체 지방에 대한 비합리적인 두려움
_______ 먹을 수 있는 음식 및 음식 군을 줄여나간다. 다이어트 식품이나

다른 "안전한" 음식만 먹는다.

_______ 먹은 후 자신을 몹시 꾸짖는다.

_______ 특정 신체 부위나 너무 뚱뚱한 것에 대해 불평하거나 신체 전체에 대해 불평한다.

_______ 기분이 상했을 때 많은 양을 먹는다.

_______ 다이어트를 했다가 안 했다가 한다.(매번 살이 더 찌곤 한다.)

_______ 영양가 있는 음식 대신에 많은 양의 사탕, 껌, 다이어트 탄산 음료, 요구르트, 커피를 먹거나 마신다.

_______ 음식을 숨기거나 모으거나 버린다.

_______ 술을 마시고 이를 보상하기 위해 식사를 거른다.

_______ 벨트, 팔찌, 반지, 달라붙는 옷이 얼마나 맞는지 끊임 없이 체크한다.

_______ 체중 조절을 위한 약물(예: 완하제, 이뇨제, 다이어트 약, 각성제 등)을 사용한다.

_______ 끊임없이 먹으며 멈출 수 없을 것처럼 느낀다.

_______ 혼자서 먹으며 다른 사람들과 함께 먹는 것을 두려워한다.

_______ 음식이 모자라는 것에 대해 두려워하고 음식이 충분하지 않을 것처럼 느낀다.

_______ 음식을 위안물로 사용한다.

_______ 체중 증가로 인해 비만이 있는 사람들과 비슷한 증상을 보인다.
예: 숨 참, 고혈압 및 높은 콜레스테롤 수치, 관절 통증

_______ 기분 변화, 우울감, 피로감

Q78 사랑하는 사람이 식이장애가 있다면 어떻게 다가가는 게 가장 좋은가요?

만약 주변의 어떤 사람이 식이장애가 있는 것 같아서 걱정된다면, 가장 중요한 점은 비판과 판단이 아닌 사랑과 관심을 보여주는 것이다. 그 사람에게 당신이 보기에 어떤 일이 일어나고 있는지, 그리고 당신의 느낌과 걱정하는 이유를 말해줘야 한다. 어떤 말을 할지에 대해 어느 정도 지도를 받을 수 있으면 가장 좋고 그 사람이 어디에서 어떻게 도움을 받을 수 있는지에 대해 제안해 줄 수 있으면 도움이 될 것이다. 당신의 염려를 가능한 한 명확히 하는 것이 중요하다. 전미 식이장애 연합회(National Eating Disorders Association, 부록 B 참조)에 연락하면 *친구를 돕는 법*(How To Help A Friend)이라는 책자 및 사랑하는 사람이나 친구에게 직접 건네줄 수 있는 다른 책자들을 받아볼 수 있다.

당신이 부모의 입장이라면 이 시점에서는 힘겨루기에 휘말리거나 자녀에게 어떤 것을 요구하지 말라. 그렇지만 뒤로 물러서거나 포기하지도 말아라. 식이장애가 있는 사람이 말을 듣고 실제로 도움을 받기 위해 행동을 취하기 까지는 몇 명의 다른 사람들이 몇 번씩 말해줘야 될 수 도 있다. 당신이 부모라면 치료를 위해 부모로서의 권리를 사용해야 될 수도 있다. 당신의 자녀가 마약을 하고 있다면 어떻게 할 것인지 스스로에게 질문해 보라. 이 어려운 과제에 당신에게 도움을 줄 수 있는 식이장애 전문가와 상의하는 게 가장 현명하다.

Q79 사랑하는 사람이 식이장애가 있다면 해야 될 일과 해서는 안 될 일이 있나요?

다음은 내담자의 가족 및 보호자에게 내가 알려주는 일반적인 지침이다. 그러나 각 사람이 다르다는 것을 명심하라. 당신의 특정 상황에 대해 전문가와 상의하는 것이 가장 좋다.

- 당신의 체중, 그 사람의 체중, 또는 다른 사람들의 체중에 대해 언급하지 말라.
- 당신의 몸무게를 측정하지 말고 다이어트나 칼로리, "살찌는", "좋은", "나쁜" 음식에 대해 이야기하지 말라.
- 화내거나 나무라거나 다그치지 말라. 이런 행동은 전혀 도움이 되지 않는다.
- 식이장애 행동을 막기 위해 보상하거나 벌 주려 하지 말라.
- 음식과 하제사용에 대한 단속자가 되려 하지 말라(이 문제는 치료 회기 내에서 논의하라).
- 당신의 가정이 식이장애에 의해 지배받게 하지 말라. 한계를 정하는 것, 그리고 다른 부분들에 대해 도움을 받아라.
- "너는 할 수 있어. 난 네가 나아질 것이라 믿어"라며 무조건 응원하지 말라.(무조건적인 응원은 흔한 문제이며 상황을 악화시킬 수 있다. 식이장애가 있는 사람은 당신이 상황이 얼마나 나쁜지 이해하지 못한다고 느끼고 의식적 또는 무의식적으로 행동을 증가시킬 수 있다.)
- 사이즈와 관련된 편견을 참지 말아라.(예를 들어, 뚱뚱한 사람을 놀리는 농담을 들으면 참지 말고 이야기하라.)
- 당신의 몸도 사랑하고 수용하고 보살피라.
- 식이장애는 심각한 질병이며 치료가 필요하다는 점을 인정하라.

- 식이장애가 있는 사람과 치료를 받으러 가라.
- 당신 자신을 위해서도 치료 내지 다른 도움을 받으라.
- 책과 웹사이트 등을 통해 식이장애에 대해 지식을 얻어라.
- 대답하기 전에 경청하고 항상 이해하려 노력하라.
- 징후와 증상에 주의를 기울여라.
- 당신이 보고 느끼는 것에 대해 정직해라. 그렇지만 판단하지는 말라.
- 인내심을 가져라. 거쳐야 할 단계가 많을 것이다.

Q80 아내가 식이장애가 있어요. 어디에서 나 같은 상황에 대한 정보를 얻을 수 있고, 또 내가 도울 수 있는 가장 좋은 방법은 무엇인가요?

식이장애가 있는 사람들이 가장 도움이 되었다고 말하는 것은 그들이 받은 지지라고 한다. 지지적인 가족 및 배우자가 있는 사람들은 예후가 좋다. 당신의 아내가 도움을 받을 수 있게 해주고, 당신 자신도 도움을 얻고, 그녀의 치료에 참여하라. 만약 당신의 아내가 치료 프로그램에 들어가야 할 필요가 있다면, 5장의 69번 문항을 보라.

지지적인 가족 및 배우자가 있는 사람들은 예후가 좋다.

지난 수년 동안 나는 배우자나 애인의 식이장애와 관련해서 자신이 소외되었다고 느끼는 많은 남편들과 남자친구들을 만나보았다. 그들은 자신들을 위한 자료가 없을 때 소외감을 느낀다고 한다. 다음은 식이장애가 있는 아내를 둔 남편들이 말해준 이야기들이다.

"나는 가족 모임에 참석하는데 치료자의 말은 모두 부모를 대상으로 한 것이다."

"서점에 가면 식이장애로 고통 받는 당사자와 전문가, 부모를 위한 책은 있지만 나를 위한 책은 찾을 수 없었다."

지난 몇 년 간 배우자를 위한 정보는 증가했으며 그들을 위한 책들이 출판되었다. 관심 있는 독자는 D. 블레이크 우드사이드(D. Blake Woodside) 등이 쓴 *식이장애와 결혼*(Eating Disorders and Marriage, 1993)과 리디아 하니쉬(Lydia Hanich)가 쓴 *여보, 이 옷을 입으면 내 엉덩이가 커 보이나?*(Honey Does This Make My Butt Look Big, 2005)을 읽어 보라. 조나단 로즌(Jonathan Rosen)이 쓴 *이브의 사과*(Eve's Apple, 1998)는 식이장애가 있는 여자를 사랑하는 남자의 관점에서 쓴 책이다. 이 책은 소설이고 치료 서적으로 적합하지는 않지만 많은 남성들이 이 책을 읽으면서 공감했으며 책에서 얻은 내용을 치료 회기에서 논의할 수도 있었다.

남편과 애인을 대상으로 특별히 제작된 자료 외에도 도움이 될 수 있는 다른 책들이 있다. 마고 메인과 조 켈리(Margo Maine, Joe Kelly)가 쓴 *신체 신화*(The Body Myth, 2005: 식이장애가 있는 중년기 이상의 여성들에 대한 이야기이며 배우자의 이해를 도울 수 있다), 제니 쉐퍼와 톰 루트리지(Jenni Schaefer, Thom Rutledge)가 쓴 *식이장애가 없는 삶*(Life Without ED, 2003: 중요한 사람들이 식이장애를 장애가 있는 사람과 구분하도록 돕는다) 등이 있다.

이 책에 나와 있는 많은 내용, 예를 들어 의학적 정보나 증상 체크리스트, 치료 프로그램을 선택하는 방법 등은 당신의 상황에도 적용될 수 있다. 그러나 당신이 진정 필요한 것은 당신과 당신의 고민을 이해해 줄 사람이다. 당신과 유사한 상황에 있는 다른 사람들의 이야기를 들어보는 것이 도움이 된다. 당신의 지역에 지지 모임이 있는지 알아보고 전미 식이장애 연합회와 같은 단체에 가입하라. 이 단체에는 당신과 비슷한 상황의 사람들이 속해 있으며 부모가족네트웍이나 연간 학회, 또는 다른 방법들을 통해 그 사람들과 연락해 볼 수 있다.

Q81 치료 과정에서 형제 자매의 역할은 무엇인가요?

형제 자매들은 반드시 치료 과정에서 고려되어야 하며 이들이 치료 회기에 참여할 수 있는 방법은 연령에 따라 다양하다. 형제 자매는 큰 도움이 되거나 또는 오히려 해가 될 수도 있는데, 전자의 경우가 되도록 도움 받을 수 있다. 형제 자매는 현재 일어나고 있는 상황에 대해 자신만의 느낌이 있을 수 있고 이것을 표현할 수 있어야 한다.

내가 S.D.라고만 밝힐 한 젊은 여성이 최근 식이장애에 대하여 학회의 강연에서 나와 함께 발표했다. S.D.는 식이장애와 싸우고 있는 언니와 함께 사는 것에 대한 경험에 대해 이야기했다. 그녀가 한 말이 다른 형제 자매들이 자신들의 경험에 대해 생각하고 적고 말하는데 도움이 된다고 믿기 때문에 여기에 일부 발췌하겠다.

> "부모님께서 언니가 식이장애가 있다고 말씀하셨을 때 저는 그것이 제 삶에 얼마나 큰 영향을 미칠지 전혀 생각하지 못했습니다. 저는 식이장애와 그 유병률에 대해 아는 것이 거의 없었습니다. 되돌아보면, 식이장애는 언니가 언젠가는 극복할 수 있는 것이라고 생각했다는 것이 어처구니 없게 여겨집니다. 저는 언니가 걱정이 되기는 했지만 별로 큰 문제라고 생각하지 않았습니다. 단지 언니의 마음이 상하지 않게

무슨 말을 하고 어떻게 행동할까 만을 걱정했습니다.

저의 부모님과 여동생 중에서 저는 제가 가장 언니에게 엄하다고 느꼈습니다. 제가 옆에서 가만히 있으면 언니의 행동을 묵과한다는 암시를 보낼 것이라 느꼈기 때문에 더 "강인한 사랑" 방식으로 대했습니다. 저는 항상 가족 내에서 중재자 역할을 해왔고 언니의 문제를 고칠 수 없다는 것을 받아들이기가 힘들었습니다. 제가 가진 모든 것을 그녀를 돕는데 쏟아부어도 언니가 자발적으로 나아지려고 노력하지 않으면 소용이 없다는 점이 제게는 무척이나 좌절스러운 경험이었습니다.

저는 가끔씩 마음을 열고 내가 어떻게 느끼는지에 대해 이야기하는 것이 효과가 있다는 점을 발견했습니다. 언니는 제가 언니에게 솔직하지 않으면 언니가 저에게 어떤 영향을 미치고 있는지에 대해 알 수 없다는 점을 분명히 밝혔습니다. 바로 이 부분에서 "강인한 사랑"이 작용하기 시작했습니다. 언니가 제 말을 듣던지 안 듣던지 간에 제가 어떻게 느끼고 생각하는지 언니에게 말해주기로 했습니다.

개인적으로, 질병의 가장 힘들었던 부분은 질병과 언니를 분리시키는 것이었습니다. 언니, 가족, 제 삶에 일어나는 일에 대해 누군가 또는 무언가의 탓으로 돌리지 않는 것은 매우 힘들었습니다. 제가 느끼는 감정들은 질병이 아닌 언니에게로 향했고, 아버지는 끊임 없이 저에게 "언니가 문제가 아니라 식이장애가 문제인 것이란다. 너의 감정은 언니에 대한 것이 아니라 언니가 가진 식이장애에 대한 것이야"라고 상기시켜 주었습니다. 이러한 관점을 갖는 것은 정말 도움이 됩니다.

언니의 생각은 음식과 몸무게에 집착하고 있었기 때문에 언니는 저의 식습관과 저의 몸무게가 줄었는지 아닌지에 대해 관심이 매우 많았습니다. 또한 언니는 무심코 언니가 저보다 말랐다는 사실을 상기시킬 말들을 하곤 했습니다. 이런 말들이 제 마음에 남을 때도 있었고 흘려버릴 수 있는 때도 있었습니다. 저는 부모님들이 이러한 점에 민감하길 권유하며 다른 자녀들도 돌보아주길 바랍니다.

저는 치료 전문가들이 형제 자매 및 식이장애가 형제 자매에 미치는 영향에 대해 민감하고 형제자매들이 치료 팀원으로서 할 수 있는 역할에 적응하도록 돕길 바랍니다. 또한 저는 어떤 경우에는 가족 구성원도 개인 치료를 받는 것이 중요하다고 생각합니다. 개인 내담자를 대변하면서 가족도 지지하는 것은 매우 어려운 과제일 수 있기 때문입니다.

부모님들께 드리고 싶은 말은, 식이장애의 대혼란에 빠져들어가는 것이 얼마나 쉬운지 우리 모두가 안다는 것입니다. 식이장애가 있는 가족 구성원은 여러분들께 무척이나 많은 관심과 에너지를 요구할 것입니다. 제 여동생과 저는 저희 부모님께서 언니의 식이장애를 이겨내시면서 저희에게도 최선을 다하신 것을 알지만, 쉬운 일은 아니었습니다. 가족의 다른 구성원이나 다른 자녀들도 그들의 감정을 표출할 수 있는 수단을 만들어 주는 것이 중요합니다. 꼭 당신을 통해서가 아니더라도 감정과 느낌의 스펙트럼이 적절히 처리되지 않는다면 미쳐버릴 것입니다.

저는 자녀들에게 현재 상황에 대해 그들이 인식할 수 있도록 이야기하는 것이 중요하다고 생각합니다. 제가 기억하기에 제가 당황스러웠던 때는 정확히 무슨 일이 일어나고 있는

지를 몰랐을 때입니다. 여러분의 자녀들이 계속해서 상황을 파악할 수 있도록 해 주시고, 가능한 한 비밀은 만들지 마십시오.

식이장애가 있는 형제 자매가 있으신 분들께 드리고 싶은 말씀은 여러분이 느끼게 될 다양한 감정들은 지극히 정상적인 것이며 여러분들만 그렇게 느끼는 것이 아니라는 점입니다. 여러분이 얼마나 열심히 노력하든지 간에 여러분은 원치 않는 생각과 느낌을 갖게 될 것입니다. 저는 언니가 호전되기를 거부했기 때문에 너무 화가 나서 언니를 볼 수 조차 없었던 때가 있었고, 너무 힘들어서 단지 울고 싶을 때도 있었습니다. 저희 언니에 대해 공감할 수 없는 점이 죄책감을 느끼게 했고 제가 끔찍한 사람인 것처럼 느껴졌습니다.

이것이 정상적이며 감정의 처리 과정 중 일부라는 것을 알게 되게 까지는 시간이 꽤 걸렸습니다.

다시 한번, 저는 그 사람과 질병을 구분하는 것의 중요성을 강조하고 싶습니다. 이것은 어려운 일이기 때문에 시간이 걸릴 수도 있지만 형제 자매와의 관계를 유지해 나가고 싶다면 반드시 필요한 일입니다.

저와 제 여동생은 자매였음에도 식이장애가 있는 언니에 대해 부모로서의 감독과 지도의 책임을 맡아야 한다는 것이 힘들었습니다. 가끔 여러분은 여러분이 할 수 없는 것에 대해 책임지도록 요구되거나 책임을 묻게 되는 것처럼 느낄 수 있습니다. 짐이 너무 무겁다면 부모님께 솔직히 말씀드리십시오. 말씀드리지 않으면 모르실 수 있습니다.

저는 언니의 의무를 완전히 없애주지는 않는다는 점에서 단호했습니다. (당사자는) 호전되는 것에 대한 책임이 있으며 여러분이 가능한 범위 내에서 최대한 도와주기는 하지만 당사자를 대신할 수는 없다는 점을 명확히 하는 것이 중요합니다. 또한 여러분이 형제 자매로서 당사자의 협조 없이 할 수 있는 것들에는 제한이 있다는 점도 깨달아야 합니다.

모든 분들께: 일상 생활 속에 음식에 초점을 두지 않는 것이 굉장히 중요하다고 생각합니다. 이것은 쉽지 않은데 왜냐하면 제가 기억하기로는 언니는 항상 음식에 대해 이야기하고 있었고 다음 식사는 무엇인지 그리고 언제인지 물었고 칼로리까지 계산했기 때문입니다. 이런 환경에서 살고 있으면 여러분 자신도 음식에 대해 집착하지 않는다는 것은 어려운 일입니다. 이것은 위험한 패턴으로 발전될 수 있습니다.

"하루에 하나씩"이라는 태도가 저희 가족이 가장 어려운 순간을 이겨내는데 도와준 핵심 요인인 것 같습니다. 한번에 당신이 다룰 수 있는 일의 양은 정해져 있고 24시간 안에 직면할 수 있는 것도 정해져 있습니다. 한 번에 하나씩 그 순간에 충실하세요. 식이장애는 치료 가능하다는 것이 증명되어 있습니다. 식이장애에 대해 더 많이 알수록 그것에 맞서 싸워 이길 확률은 더 높아집니다. 회복에 대한 희망을 유지하고 도움의 손길이 존재한다는 것을 기억하세요."

S.D.가 말해주는 내용은 형제 자매들이 직면하는 문제들에 대한 훌륭한 요약이다. 하지만 각 각의 경우가 다 다르기 때문에 형제 자매를 어떻게 치료에 포함시키거나 도와줄 지에 대해서 치료자나 치료 팀의 조언을 구하라.

82 가족 및 주변 사람들에게 도움이 될 만한 책이 있나요?

이제 시중에는 가족이나 중요한 사람들을 위한 책들이 많이 나와 있다. 이 중 일부가 80번에 나와 있다. 실화도 있고 조언이 담긴 책도 있으며 성공적이지 않았던 치료 방법에 대한 슬픈 이야기도 있다. 목록에 있는 모든 책들이 유용할 것이다. 내가 지은 책인 *내 딸이 다이어트 중이예요*(Your Dieting Daughter, 1996)와 *식이장애 원전*(1999)은 내담자와 가족들 모두가 호평한 바 있다. 여기에 언급할 만한 다른 책들은 *식이장애와 싸워 살아남기*(Surviving an Eating Disorder, Siegel 등 1997), *내가 뚱뚱한 것 같기 때문에*(Because I Feel Fat, Paulson과 McShane, 2004), *식이장애: 부모 지침서*(Eating Disorders: A Parent's Guide, Bryant-Waugh와 Lask, 2004), *당신의 십대 자녀가 식이장애를 극복하게 도와주세요*(Help Your Teen Beat an Eating Disorder, Lock과 Le Grange, 2005)등이 있다. 어떤 책도 당신의 특수한 상황에 꼭 맞지는 않을 것이라는 것을 기억하라. 또한 이 책들은 서로 조금씩 다르기 때문에 전부 다 읽게 된다면 서로 상반되는 조언들도 나올 것이다. 따라서 훈련 받은 전문가가 당신의 고유한 상황을 도와주는 것이 필수적이다.

83 어머니가 식이장애로 진단 받았어요. 제가 할 수 있는 일과 해야 할 일은 무엇인가요?

당신의 부모가 식이장애가 있거나 있는 것으로 추측되고 당신은 어떻게 해야 할지 전혀 모르겠다면, 전미 식이장애 연합회와 같은 전문 단체에 도움을 요청하라. 전화번호부나 인터넷에서 당신의 지역에 있는 식이장애 단체나 전문가를 찾아서 이야기하고 지도를 받을 수도 있다. 이것도 힘들다면, 당신의 상황에 대해 이야기하고 신뢰할 수 있는 어른을 찾아라.

부모가 어떤 병에 걸리게 되든 간에 힘들기는 마찬가지다. 당신의 나이와 당신의 부모의 식이장애의 심각도에 따라 몇 가지를 예상해 볼 수 있다. 당신의 나이와는 상관 없이 자녀는 책임 권한이 없기 때문에 할 수 있는 것이 거의 없을 수도 있다. 하지만 이미 말한 것처럼 누군가와는 반드시 이야기하라. 희망하기로는 당신도 치료 회기에 참여하게 될 것이고 상황에 대해 이야기를 듣게 될 것이다. 아마도 부모 중 한 분은 당신의 전 가족이 적절한 도움을 받도록 만들 것이다. 식이장애가 있는 부모를 둔 자녀들을 위해 특별히 만들어진 자료는 거의 없지만 대니엘 베커(Daniel Becker)가 쓴 *이것은 병이예요*(This Mean Disease, 2005)라는 좋은 책이 있다. 이 책은 식이장애가 있는 어머니 밑에서 자란 저자의 경험에 관한 것이다. Dan의 어머니가 돌아가셨기 때문에 슬픈 이야기이지만, 다른 사람들이 외롭지 않게 도와줄 수 있고 그들의 생각과 느낌을 말로 표현할 수 있게 도와줄 것이다. Dan은 긍정적인 사람이며 희망의 메시지를 전한다. 물론, 이 책은 매우 어린 자녀들에게는 적합하지 않다. 치료자가 매우 어린 자녀들이 자신의 생각과 두려움과 느낌을 표현할 수 있게 도와줄 것이다.

Q84 *십대 딸이 대식증으로 치료 받고 있어요. 내가 관여해야 할까요?*

딸의 치료에 반드시 참여하여야 한다. 연구에 의하면 가족 치료가 거식증이 있는 청소년을 위해 가장 성공적인 치료 방법이고 대식증이 있는 청소년에게도 그럴 것이라는 결과가 있다. 치료자나 치료 팀이 치료에 당신을 포함시키지 않는다면, 당신 자신이 너무 아프거나 당신의 참여가 해로운 결과를 낳는 문제가 없는 한 다른 치료자를 찾아가라. 나는 치료에 너무 일찍 관여해서 후회한 부모는 한 번도 만나본 적이 없지만 너무 늦게 관여해서 크게 고통 받은 부모님들은 많이 만나보았다. 질병에 대해 그리고 당신이 도와줄 수 있는 방법에 대해 배워야 할 점이 많다. 추천받은 훈련된 전문가의 말을 들어보고 도움과 조언 없이 당신이 총사령관 역할을 시작하려 하지 말라. 이 모든 것이 매우 힘들 것이라는 점과 당신 자신도 도움을 받아야 한다는 것을 기억하라.

Q85 식이장애가 있는 사람과 살고 있다면 집에 있는 체중계를 버려야 하나요?

물론이다. 식이장애가 있는 사람 때문뿐만 아니라 당신도 필요 없기 때문에 체중계를 갖다 버려라. 체중계의 숫자들은 오도하기 마련이다. 체중계는 건강을 측정하는 신뢰로운 도구가 아니고 이익보다는 해를 불러 올 수 있다. 의학적 이유로 인해 체중을 줄여야만 한다면 일상에서 실천할 수 있는 적절한 식사와 운동 방식을 개발하도록 도움을 받고 몸무게가 아닌 건강에 관심을 가지라. 장기간에 걸쳐 체중이 줄고 있는지 알게 될 것이며, 단기간에 살을 빼는 것은 어찌되었든 아무 의미도 없다. 체중계가 없었던 시대가 있었다는 사실을 기억하라. 체중계 없이도 사람들은 건강을 유지할 수 있었다. 실제로, 체중계와 온갖 다이어트 식품이 개발된 현대에 비만률은 더 높다.

Q86 사랑하는 사람이 식이장애가 있지만 나도 도움이 필요해요. 어떻게 해야 하나요?

사랑하는 사람이 식이장애가 있으면 당신 스스로도 도움을 받는 것이 현명하다. 신체적, 정서적으로 당신이 더 건강하고 강할수록, 다른 사람을 더 잘 도울 수 있다. 이 과정에서 많은 느낌을 가지게 될 것이다. 화가 날 수도 있고, 무시당한다고 느낄 수도 있고, 어떻게 해야할 지 모를 수도 있고, 조언받기 위해 이야기할 사람이 필요할 수도 있다. 어떻게 도와줄지 잘 알고 있는 훌륭한 치료자들이 있다. 당신의 느낌과 책임과 식이장애가 있는 사람과의 전반적인 관계에 대해 지도와 이해를 구하기 위해 이 치료자를 바라보게 될 것이기 때문에 식이장애를 이해하는 누군가를 찾는 것이 가장 바람직하다. 중요한 사람들을 위한 지지 모임에서도 도움을 받을 수 있지만 이러한 집단은 찾기 힘들다. 사랑하는 사람을 치료하고 있는 사람에게 추천 할 만한 사람을 물어보라. 당신이 치료를 받고 있다면, 당신의 치료자와 당신이 사랑하는 사람의 치료자가 협력하는 것이 이롭다. 마지막으로, 전미 식이장애 연합회에 가입하는 것이 도움이 될 수 있다. 이 단체는 식이장애의 치료와 예방과의 싸움을 돕는다는 사명 안에 중요한 사람들을 포함시킨다. 정보를 얻고 도움을 받고 참여할 수 있는 기회가 꽤 있다.

Q87 자녀가 식이장애 치료 프로그램을 마치고 돌아왔어요. 이제 어떻게 해야 하나요?

만약 당신의 자녀가 치료 시설에서 막 퇴원했다면 그 곳의 직원이 당신에게 매우 자세한 퇴원후 계획을 주었을 것이다. 만약 그렇지 않다면, 그곳에 전화해서 계획안을 받을 수 있도록, 퇴원후 치료 팀의 의뢰를 받을 수 있도록, 그리고 당신의 지속적인 참여에 대해 지도받을 수 있도록 직접 면담 또는 전화 면담을 요청해야 한다. 몬테 니도에서는, 내담자들이 프로그램을 종결하기 전에 퇴원 후 치료팀과의 회기를 시작하게 된다. 부모와 배우자에게는 지지해주는(귀 기울여주고 사랑하기) 것 외에 그들의 주된 임무가 내담자가 치료를 계속 받도록 하는 것이라고 말해준다. 가끔 내담자들이 퇴원 후 치료가 필요하지 않다고 생각하거나, 시작하지만 계속하지 않기 위해 수만 가지의 변명을 생각해 내거나, 치료자나 다른 치료 전문가가 마음에 들지 않아 대체할 치료자를 찾지 않은 채 해고해 버리기도 한다. 어떤 부모들은 치료 프로그램이 딸을 "완치시킬" 것이라는 사고 방식으로 인해 퇴원 후 치료의 필요성에 대해 의심쩍어 하기도 하였다. 소아나 청소년의 부모로서, 당신은 통제권을 가지고 있고 자녀가 치료를 계속 받게 할 수 있다. 당신도 반드시 참여하라. 지속적인 가족 치료는 필수적이다. 청년기의 자녀를 둔 부모라면, 여전히 경제적으로나 정서적으로 통제권이 있다. 성인 자녀가 치료를 지속하기를 거부한다면, 경제적 지지를 끊거나 학비를 그만 대줘야 할 수도 있다. 만약 자녀가 마약 중독이라면 어떻게 할지 스스로에게 물어보라. 자녀가 청년이라 할지라도 당신이 치료에 참여할 수 있도록 주장하라. 나는 가족 회기가 필수적이라고 생각하지만 자녀가 학업 때문에 다른 지역에 있거나 당신이 회기에 참여할 수 없는 다른 이유가 있다면 최소한 자녀의 경과와 건강 상태에 대한 치료 보고서를 받을 수 있게 하라. 당신의 자녀가 훨씬 나이가 많다면, 예를 들어 30대 이더라도 당신은 여전히 지지해줄 수 있고 치료 회기에 갈 수 있다. 상황을 더 잘 이해하고 당신이 어떻게 도와주는 것이 가장 좋은지에 대해 지도받을 수 있도록 최소한이라도 자녀의 치료에 포함되도록 하라.

Q 88 식이장애가 있는 가족이 도움을 받았을 때 기분이 좋았지만 가끔 나는 화가 나고 희망이 없어져요. 이것이 정상적인가요?

이 과정에서 여러가지 감정을 거치는 것은 정상적이다. 식이장애 치료는 보통 매우 긴 시간이 걸리며 좌절감이나 절망감과 같은 느낌이 흔히 일어나게 된다. *식이장애: 회복 과정의 영양치료*(Eating Disorders: Nutrition Therapy in the Recovery Process, 1997)의 저자 댄(Dan)과 킴 레이프(Kim Reiff)는 부모, 배우자, 형제 자매가 거치는 6단계를 기술한다. 나의 경우 중요한 사람들에게 이 여섯 단계에 대해 알려주고 대화하는 것이 도움이 되었다. 다음은 그 여섯 단계와 각 단계의 요약이다.

사랑하는 사람이 식이장애가 있다는 사실을 깨달은 후 가족들이 경험하는 성장의 단계:

단계1. 부인: 사람들은 으레 "내 딸은 똑똑하기 때문에 스스로 잘 이겨낼 거야"라고 생각하며 도움을 받기까지 너무 많은 시간을 기다리는데 이는 매우 안타까운 일이다. 문제가 있다는 점을 인정하면, 그 문제가 얼마나 심각한지에 대해서 사람들은 거의 대부분 부인한다.

단계2. 두려움, 무시, 당황: 무언가를 발견하는 것은 보통 충격으로 다가온다. 준비되어 있지 않고 충분한 정보가 없으며 무얼 할 지 또는 어디서 도움을 받아야 할지 모른다는 것은 힘든 일이다. 이런 점이 "왜 넌 그냥 멈출 수 없니?", "그만 두지 않으면 널 떠나버릴 거야", "내가 보기에 넌 괜찮아" 등 부적절한 초기 반응으로 이어질 수 있다.

단계3. 식이장애의 심리적 근거에 대한 인식의 증가: 가족들과 중요한 사람들이 식이장애의 복잡한 본질을 이해하기 시작한다. 치료 과정에 참여하고 식이장애의 발달과 지속에 있어 그들이 하는 역할을 살펴본다. 모든 상황에 더 적절한 방식으로 반응할 수 있는 법을 점차 배운다.

단계4. 조바심/절망감: 시간이 조금 지나면 사랑하는 사람들은 호전이 느리다고 느끼기 시작한다. 화를 내거나 압도되거나 좌절하거나 희망을 잃을 수도 있다. 이때는 가족들과 주변 사람들에게 힘을 북돋아 주면서 더 지지해주고 치료가 몇 년이 걸릴 수도 있다는 점을 상기시켜 주어야 한다. 나의 경우에는, 사랑하는 사람이 식이장애에서 회복된 경험이 있으며 동일한 과정을 거친 부모나 배우자를 내담자와 이야기하게 하여 내담자가 공감받고 격려되며 희망감을 갖도록 해준다. 이때는 중요한 사람들이 수용하도록 하고 초점을 식이장애가 있는 사람에서 자신에게로 돌려야 할 때이다.

단계5. 희망: 중요한 사람들은 식이장애가 있는 사람이 아주 작은 호전의 징후라도 보이면 희망을 되찾는다. 적절한 도움과 함께 중요한 사람들은 자신에 관해서도 희망을 찾을 수 있다. 이 시점에서는 식이장애가 있는 사람과의 더 건강한 관계를 발전시키는 것이 가능해진다.

단계6. 수용/평온: 식이장애가 있는 사람이 회복되고 있는 중이든, 회복되었든, 아니면 결코 호전될 기미가 보이지 않든 간에 중요한 사람들은 바람직하게는 평온을 찾고 받아들여야만 한다. 수용과 평온은 특히 특정 상황에서는 찾기 힘들 수 있지만 최상의 안녕을 위해 필수적이다. 이것에 대한 훌륭한 예가 도리스와 톰(Doris and Tom Smeltzer)이다. 그들의 딸 안드레아는 대식증으로 진단받고 1년 후에 사망했다. 초반의 마음 아픔과 그들이 "각성"이라고 부르는 경험 후에 도리스와 톰은 www.andreasvoice.org라는 웹사이트를 만들었다. 도리스와 톰은 전국 각지를 돌며 그들 자신의 고통과 변화에 대한 이야기를 통해 사람들의 인식을 불러오기 위해 돌아다닌다. 또한 도리스는 안드레아의 일기를 사용하여 *안드레아의 목소리–대식증으로 침묵하다*(Andrea's Voice – Silenced by Bulimia, 2006)라는 책을 썼다. 이해, 사랑, 가슴 아픔, 수용에 관한 민감하고 호소력 있는 이 책은 날씬함의 추구가 정상적인 분위기 속에서 부모나 자녀로서 느끼는 압박을 묘사한다. 도리스는 사랑하는 사람이 식이장애가 있는 경우 겪게 되는 감정과 변화를 묘사하며 사람들의 가슴과 마음에 다가가는 한편, 안드레아의 상황에서의 자신의 책임을 뒤돌아본다. 내가 그 책의 머리말에 썼듯이, "도리스는 비난하거나 판단하지 않으면서 딸의 상실로부터 자신만을 치유하기 위해서가 아니라 더 큰 무언가를 상실한 이 전반적인 사회를 치유하기 위해 그 원인과 책임을 찾는다." 최악의 결과에도 도리스와 톰은 자신들만을 위해서 평온과 수용을 찾지 않고 다른 사람들에게까지 그것을 나눠주는 본보기이다. 그들은 둘 다 안드레아의 식이장애가 교훈을 주었다는 것에 동의하지만 더 빨리 그 교훈을 알아챌 수 있었으면 좋았을 것이라고 생각한다. 도리스와 톰 그리고 안드레아의 음성 재단에 대해 더 자세히 알고 싶거나 도리스와 톰의 강의를 예약하기 위해서, 또는 단지 더 많은 정보와 자료가 필요하다면 www.andreasvoice.org를 방문하라.

제 8 부

나아지기

- 식이장애에서 회복될 수 있나요?
- "회복되었다"는 어떤 뜻인가요?
- 내 치료자는 식이장애에서 "회복 중이다"라는 말을 사용하는데, "회복되었다"라는 말과 어떻게 다른가요?

등등…

Q89 식이장애에서 회복될 수 있나요?

나를 포함한 많은 사람들이 식이장애에서 완치되었다. 사실, 내 치료 프로그램의 직원들 대부분은 식이장애에서 회복된 경험을 가지고 있다. 나는 지난 30년 동안 수없이 많은 사람들을 치료했으며 현재 그들은 회복되었다. 연구에 의하면 수 년의 시간이 걸리기는 하지만 식이장애가 있는 대부분의 사람들이 회복될 수 있다. 모든 사람들이 완치되는 것은 아니지만, 머지 않아 대부분의 사람들이 완치될 수 있는 날이 오길 희망한다.

Q90 "회복되었다"는 어떤 뜻인가요?

"회복"의 표준적 정의는 없으며 연구자들마다 다양한 정의를 내린다. 그 중 한 가지 정의는 그 사람이 진단 기준을 더 이상 충족시키지 않는다는 것이다. 하지만 이 정의의 문제점은 거식증이나 대식증으로 고통 받은 적이 있고 더 이상 진단 기준을 완전히 충족시키지는 않지만 증상은 여전히 존재할 수 있다는 것이다. 나에게 있어 회복되었다는 의미는 그 사람이 자신의 체형을 받아들이고 더 이상 자기 파괴적이거나 부자연스러운 방식으로 음식이나 운동과 관계 맺지 않을 때이다. 회복되었다면, 적절한 시각으로 음식과 몸무게를 대할 것이고 몸무게가 자신이 누구인지보다 더 중요하지 않다. 사실, 숫자 자체는 중요하지 않다. 회복되었다면, 특정 외모를 갖추기 위해, 특정 치수의 옷을 입기 위해, 특정 몸무게에 도달하기 위해 자신의 건강을 해치거나 영혼을 배반하지 않을 것이다. 회복되

> 회복되었다면, 다른 문제를 다루거나 문제에서 주의를 전환하거나 대처하기 위해 식이장애 행동을 사용하지 않는다.

었다면, 다른 문제를 다루거나 문제에서 주의를 전환하거나 대처하기 위해 식이장애 행동을 사용하지 않는다.

Q91 내 치료자는 식이장애에서 "회복 중이다"라는 말을 사용하는데, "회복되었다"라는 말과 어떻게 다른가요?

"회복 중"이라는 말은 원래 단주모임의 12단계 프로그램에서 사용되었으며 후에 식이장애를 포함해 다른 모든 종류의 "중독"과 행동에 적용되어 사용되기 시작했다. 절제 중인 알코올 중독자들 및 다른 중독자들은 몇 년 동안 금주했거나 약물을 사용하지 않았다 하더라도 스스로를 "회복 중"이라고 부른다. 왜냐하면 이러한 병들은 완치가 불가능한 질병 및 중독으로 간주되기 때문이다. 즉, 중독자가 이러한 물질들로부터 평생 금단하지 않는다면 재발한다는 것이다. 그리고 과식자조모임(Overeaters Anonymous)의 사람들은 이 선례를 따라갔다. 하지만 식이장애가 중독과 비슷한 점이 많아 보일지라도 많은 전문가들이 이 견해에 동의하지 않는다. 식이장애는 미국 심리학회(American Psychological Association, APA)의 지침이나 미국 식이장애 학회에 의해서 중독으로 간주되지 않는다. 식이장애가 음식에 대한 중독으로 생긴다는 증거는 없다. 식이장애가 있는 사람들의 목적이 음식에서 금단하는 것이 아니라는 것은 너무나 명백하다. 또한, 특정 종류의 음식을 섭취하지 않는 것은 건강 상의 문제로 권유될 때를 제외하고는 해로울 수 있다. 음식 섭취량을 제한하는 것은 폭식을 촉발할 수 있다. 또 어떤 사람들은 음식을 먹은 것에 대한 죄책감과 먹은 것에 대한 결과를 없애려는 욕구 때문에 먹은 음식을 토해내려는 행동을 보일 수도 있다. 기본 핵심은 식이장애가 있는 사람들은 매일, 그리고 하루에도 몇 번씩 음식에 대처하는 법을 배워야 하며 이것은 알코올 중독자가 금주하는 것과는 매우 다르다는 것이다.

> 기본 핵심은 식이장애가 있는 사람들은 매일, 그리고 하루에도 몇 번씩 음식을 다루는 법을 배워야 하며 이것은 알코올 중독자가 금주하는 것과는 매우 다르다는 것이다.

12단계 치료법은 질병 모델에서 유래되었다. 유전학과 뇌영상 연구의 발전 때문에 점점 더 많은 사람들이 식이장애가 질병이라고 믿는다. 실제로, 미국정신건강연구소(National Institute of Mental Health)는 최근 신경성 거식증을 뇌 질환으로 선언한 바 있다. 거식증이 있는 사람들의 뇌의 변화가 적어도 부분적으로는 병 자체에 의해 일어날 수 있다는 점이 인식되어야 한다. 거식증과 모든 식이장애는 의학적, 심리학적 개입을 요하는 심각한 병이다. 만약 식이장애를 질병으로 부름으로써 보험회사를 포함하여 모든 사람들이 그 병의 합법성을 인식하도록 돕는다면, 나는 무한한 감사와 지지를 표한다. 그러나, 이 견해에는 매우 위험한 부작용이 따를 수 있다. 나는 최근 너무 자주 식이장애가 유방암이나 백혈병에 비교되는 것을 듣는다. 이 병들은 심리학적 원인이 없다고 간주되는 의학적 질병들이다. 우리는 유방암이 있는 사람에게 그 사람의 암적 행동의 이유에 대한 이해를 돕기 위해 심리치료를 받으라고 말하지 않는다. 우리는 암환자들에게 병을 치유하기 위해 인지행동치료를 받으라고 권유하지도 않을 것이다. 그러나, 식이장애에는 심리치료가 효과가 있다. 최근, 병든 뇌의 관점을 강하게 믿는 저명한 내과 의사가 뇌 질환을 치료할 수 있는 약물이 개발되면 식이장애의 심리치료는 쇠퇴할 것이라고 주장한 바 있다. 이 분야에서 30년 이상 일한 나로서는 식이장애에 있어 즉효약의 효과를 기대하기는 어렵다고 주장한다. 증상이 완화되더라도, 진정한 치유가 과연 일어날 것인가? 이 분야에서는 지속적으로 탐구하고 논의해나가야 할 필요가 있는 부분들이 있다. 한편, 식이장애가 있는 사람들을 위한 심리치료는 성공적일 수 있으며 수 천명의 사람들이 낫도록 또 완치되도록 도움이 되어 왔다. 이

전에 언급한 바와 같이, 거식증이 있는 청소년을 위한 가족 치료의 성공률은 80%에 달한다. 가족치료는 백혈병을 낫게 할 수 없다. 만약 우리가 질병 모델을 추종한다면, 식이장애의 회복 과정에서의 당사자의 개인적 책임을 과소 평가하는 결과를 낳을 수 있다. 게다가, 식이장애가 있는 사람들에게 그들이 완전히 회복될 수는 없고 회복 과정에 머무르거나 경감 정도만 가능하다고 말해주게 될지도 모른다. 이것은 진실을 정확히 대변하는 것이 아니다.

나는 12단계 프로그램을 통해 회복된 사람들 모두를 존경한다. 나는 그 프로그램을 통해 식이장애에서 벗어난 훌륭한 치료자들과 일한 적이 있다. 나는 모두에게 12단계 프로그램을 반대하는 것이 아니다. 이 프로그램에는 매우 유익한 요소들이 있지만, 식이장애에 적용될 때는 주의해야 할 점들이 있다. 이 주제에 관한 자세한 논의는 *식이장애 원전* 제3판(Costin, 2007)을 참조하라.

Q92 식이장애로 죽을 수도 있나요?

식이장애로 고통 받는 사람들 대부분이 죽지 않는다. 하지만 많은 사람들이 식이장애로 인해 죽는다. 어떤 사람들은 의학적 합병증 때문에 죽고 어떤 사람들은 수년 간의 끊이지 않는 고통 후에 스스로 목숨을 끊기도 한다. 우리가 아는 바로는 신경성 거식증은 어떤 정신 질환보다도 죽음과 자살의 위험이 높으며 치명적이다. 실제로 신경성 거식증의 사망률은 15~24세 사이의 여성의 모든 종류의 사망 원인에 비해 12배가 높은 것으로 보고되었다. 2000년도에 국제식이장애학회지(International Journal of Eating Disorders)에 실린 한 연구에 의하면 치명적인 결과와 상관 있는 요소들로는 더 긴 질병 기간, 폭식과 하제사용, 물질 남용의 공존, 정동 장애의 **공존**이 보고되었다. 거식증의 실제 사망률은 연구에 따라 다르게 보고되고 있다. 미국거식증학회(National Association of Anorexia Nervosa and Associated Disorders)의 연구에 의하면 거식증이 있는 사람의 5~10%가 질병에 걸린 후 10년 이내에 사망하며 18~20%가 20년 이후 사망하고 30~40%만이 완전히 회복된다고 한다. 결과적으로, 식이장애가 있는 사람의 20%가 사망한다고 흔히 인용된다. 하지만, 다른 연구들은 이 비율이 과대추정된 것이라고 보고하였다.

공존 :
동시에 존재하는. 신체의학 및 정신의학에서 공존질환이란 (1) 일차적 질병 및 장애에 추가적으로 하나 이상의 장애(또는 질병)의 존재, (2) 그러한 추가적인 장애 및 질병의 영향을 의미한다.

기존 자료를 가지고 대식증의 사망률을 결정하는 것은 더욱 어렵다. 식이장애의 사망률에 대한 대부분의 통계 자료는 거식증에 관한 것이다. 출판된 자료에 의하면 대식증의 사망률은 거식증의 사망률보다 훨씬 낮다. 1997년도에 미국정신의학회지(American Journal of Psychiatry)에 실린 한 연구에 의하면 대식증의 사망률은 약 0.3%인 것으로 나타났다. 폭식장애를 포함하여 달리 분류되지 않는 식이장애의 사망률은 별로 알려진 바가 없다.

사망률 측정과 관련된 문제 중 하나는 식이장애로 사망하는 사람들 중 사망 원인이 식이장애로 기록되는 경우는 거의 없다는 것이다. 신경성 거식증으로 사망했다 하더라도, 사망 진단서에는 신경성 거식증 대신 심근경색이 적혀 있을 수도 있다. 대식증의 경우도 마찬가지이다. 실제로 2006년에 메릴랜드의 베데스다에서 열린 전미 식이장애 연합회 학술대회에서는 신경성 거식증보다 신경성 대식증으로 인해 사망하는 경우가 더 많을 것이지만 사망명은 심부전으로 기록된다는 발표가 있었다. 식이장애 분야는 이러한 문제점을 개선하기 위해 노력하고 있다.

Q93 식이장애가 있는 사람의 예후(예상되는 결과)는 무엇인가요?

질환 및 연령군에 따라 치료 결과는 다르지만, 다양한 출처에 의한 대략적인 개관을 적어보았다. 더 자세한 정보는 *식이장애*(Eating Disorders, Pamela Keel, 2004)이나 *식이장애: 부모 지침서*(Eating Disorders: A Parent's Guide, Rachel Bryant-Waugh, 2004)를 참조하라.

신경성 거식증은 치료하기 가장 힘들고 끈질긴 질환이다. 청소년을 위해서는 가족 치료가 가장 성과가 좋은 것으로 나타났으며 현재의 전반적인 치료적 결과를 향상시키려면 가족치료가 도움이 될 수 있다. 종합적인 조사에 의하면 소아 및 청소년의 3분의 2정도가 회복된다. 즉, 이들은 정상 체중으로 돌아오고 다시 월경을 시작하며 체중 및 외형과 관련하여 더 이상 집착하지 않고 정상적인 삶을 살아간다. 나머지 3분의 1의 대부분은 부분적으로 회복되며, 여전히 체중 미달이고 음식과 체중에 집착하며 월경 불순 및 무월경이 지속되더라도 꽤 정상적인 삶을 살 수 있게 된다. 거식증이 있는 젊은 연령의 소수는(약 5%) 경과가 좋지 않으며 그 중 일부는 사망하기도 한다.

연구 결과가 불일치하기는 해도 대부분의 연구에 의하면 식이장애의 이환기간이 길수록 그리고 발병 시기가 늦을수록 결과가 좋지 않고 만성적이 되며 치료기간이 길어질 가능성이 높아진다. 대부분의 연구 결과에 의하면 30~40%의 식이장애 환자가 완치되며 30~40%는 치료를 통해 괜찮은 결과를 얻고 20~30%의 예후는 좋지 않다. 이 수치는 연구에 따라 다르다는 것을 기억하라. 미국 로스엔젤레스의 캘리포니아주립대학교의 장기간 연구에서는 2년 후 아무도 완치되지 않았지만 10년 후 시점에서는 약 80%가 회복되었고, 3년 미만의 질병 기간의 거식증 청소년을 위한 새로운 가족 치료는 1년 안에 80%의 회복률을 보인다. 치료법은 나날이 발전하고 있다.

신경성 대식증의 경우 적절히 치료되면 예후가 좋은 편이다. 대식증 환자는 치료 후에도 증상이 나타나는 경우가 잦지만, 증상은 경감된다. 폭식/하제사용 행동에 초점을 맞춘 인지행동치료와 같은 특정 치료법은 성인 환자의 75~85%에서 증상을 유의하게 감소시키는 결과를 보인다. 하지만 이러한 수치는 치료가 끝난 후에는 점차 낮아지게 된다. 대인관계치료와 변증법적행동치료 같은 다른 치료법도 효과가 있는 것으로 나타났다. 약물 치료를 함께 받는 것도 긍정적인 결과를 증가시킨다. 청소년을 대상으로 한 자료는 아직 충분하지 않다. 대식증 청소년에게 가족 치료가 최상의 치료법인지를 결정하기 위한 연구가 현재 진행 중이다. 대식증의 경우 재발이 흔하기 때문에 치료를 몇 번에 걸쳐 받아야 될 수도 있다. 연구에 의하면, 대식증이 있는 사람의 약 50%가 회복되며, 30%가 호전되지만 증상이 여전히 나타난다. 20%는 진단 기준을 계속 충족시키지만, 이 수치는 10년 후 10%로 감소한다.

달리 분류되지 않는 식이장애와 폭식장애의 경우, 장기간 경과에 대해 알려진 바가 많지 않으며 예후에 관한 현실적인 논의가 이루어지기 전에 더 많은 연구가 실행되어야 한다. 폭식장애를 5년 이상 가진 개인들에 관한 두 연구에 의하면 각각 52%와 82%의 호전 또는 회복률을 보였다.

Q94 더 나은 치료 결과를 예측하는 요인들이 있나요?

연구자들이 꼽은 더 나은 예후와 관련된 특징들은 다음과 같다.

- 좋은 지지 체계 및 지지적인 가족
- 원만한 사회 생활
- 연령과 관계 없이 조기 개입
- 조기 발병 및 치료
- 청소년의 경우에는 가족 치료
- 하제사용이 없는 식이장애
- 거식증의 경우 알코올과 약물 사용이 없는 경우
- 치료자와의 좋은 동맹 관계 형성

이상의 목록 외에도 나는 좋은 예후와 관련되는 요소를 몇 가지 더 발견하였다. 이 중 하나는 회복 경험이 있는 사람들과의 치료 경험을 갖는 것이다. 내 개인 클리닉과 치료 센터에서 치료 받는 사람들은 예외 없이 자신의 회복 원인 중에 가장 큰 이유로 회복한 경험이 있는 한 명 이상의 전문가들과 함께 작업했던 점을 꼽는다.

다음 인용문들은 이것에 대한 환자들의 생각을 잘 나타내준다.

“저의 경우 식이장애에서 회복한 치료자와 함께 작업하는 것이야말로 스스로 부끄럽고 이성적이지 못하다고 느끼며 또한 다른 사람들에게 오해받는다고 느낀 저의 행동에 대해 솔직해져도 안전하다고 느낄 수 있었던 유일한 방법이자 제가 정말로 필요했던 것이었습니다. 저는 아무도 나를 이해하거나 도와줄 수 없다고 믿었고 이러한 두려움이 10년이 지나도록 도움을 받는 것을 방해했습니다. 치료 센터에서 식이장애에서 회복한 여성들이 일하고 있다는 점과 내 치료자가 회복한 경험이 있다는 것을 알았을 때, 수년간의 고통 후에 나도 나아질 수 있을 것이라는 희망이 처음으로 생겼습니다. 저에게는 제 느낌에 대해 솔직해지고 사람들을 신뢰하는 것이 매우 어렵습니다. 그리고 식이장애가 있다는 것은 저를 다른 사람들과 저에게서부터 더욱 멀어져 가게 만들고 있었습니다. 제 치료자가 식이장애가 있다는 것에 대해 이해할 수 있다는 점을 아는 것과 천천히 회복되는 과정은 저를 덜 외롭게 만들었고 아마도 제 인생에서 처음으로 진정 이해받는다고 느끼게 해주었습니다. 저는 겉으로는 그럴 듯한 가면을 쓰고 기능을 잘 하는 사람입니다. 개인적으로 저에게는, 식이장애에서 회복된 치료진은 제 회복 과정에 도움이 되었을 뿐만 아니라 애초에 치료받기로 동의한 이유이기도 했습니다."

"치료 받는 동안 회복된 경험이 있는 치료진 및 전문가가 있다는 사실은, 저 혼자서는 만들어낼 수 없었던 희망감을 주었습니다. 지옥까지 갔다가 돌아온 경험이 있는 치료자와 작업하는 것은 제 상황에서 돌아올 수 있다는 선택사항이 있다는 생각을 가지게 만들었습니다. 제가 제 치료자와 공감할 수 있었기 때문에 저 또한 건강으로 돌아오는 길을 상상해볼 수 있었습니다. 또한 동일한 소용돌이와 같은 장애와 역기능을 겪어봤던 많은 사람들이 있다는 점이 제 식이장애를 덜 독특하고 덜 바람직하게 느껴지게 만들었습니다. 저는 더 이상 유일하게 고통받는 영혼이 아니었습니다. 저는 연륜 있고 현명하며 자신의 고통의 몫을 져 본 영혼들로 가득한 집 안에 있었습니다. 저는 치료진을 힘있는 사람으로, 다시 태어난 사람으로 보았습니다. 그리고 저도 같은 것을 바라게 되었습니다."

"어떤 의미의 회복도 매우 큰 결정이고 헌신입니다. 저는 이전에 식이장애에서 회복되는 사람을 본 적이 없기 때문에, 제가 아무리 제 질병을 극복하기 원하고 제가 얼마나 아픈지 알더라도 회복될 수 있는 방법이 없다면 왜 나에게 그렇게 중요한 것을 포기하고 열심히 노력해야 되는지 이해하지 못했습니다.

회복된 경험이 있는 치료진을 대하는 것은 제 스스로 찾을 수 없던 동기를 부여해주었습니다. 회복의 처음 단계에서 전적으로 끔찍하게 느끼고 있을 때 제가 동경하고 존경하는 누군가가 자신도 비슷한 경험과 상황을 겪었고 이를 견뎌냄으로써 지금은 인생의 다른 쪽에 있다는 것을 말해주는 것은 이러한 저의 경험이 일시적이라는 것을 깨닫게 해주었습니다. 고통 속에 있었지만 조금씩 전진해나간 후 지금은 제가 살면서 만나 본 가장 건강하고 현명한 사람들을 보는 것이 저에게 변화를 가져온 것 같습니다. 그것이 나에게 변화를 가져온 것입니다. 저의 회복에 전념하기 위해 저는 믿음보다도 더 많은 것이 필요했습니다. 회복할 이유가 있다는 점, 식이장애가 제게 보상해주는 것보다 보람된 일이 인생의 다른 편에 있다는 점, 그리고 거기에 도달하기 위해 회복 과정의 고통이 충분한 가치가 있다는 점을 아는 것이 필요했습니다."

내가 이전에 내담자들에게 조사했던 설문 결과에서는 성공적인 회복에 기여하는 또 다른 요소들이 발견되었다. 대부분의 경우, 회복된 사람들은 다음과 같은 세가지 요인을 공통점으로 갖고 있다.

- 자신의 몸무게를 재지 않았다.
- 일기를 작성했다.
- 문제의 첫 징후에 도움을 요청했다.

이것들은 보기에는 쉬울지 몰라도 식이장애가 있는 사람들에게는 어려운 일이다. 나는 회복된 사람들이 그들의 성공적인 여행에서 행한 이러한 점들의 중요성을 나의 모든 내담자들에게 강조한다.

Q95 치료 기간은 보통 얼마나 걸리나요?

연구에 의하면 식이장애에서 완치되는데는 오랜 시간이 걸리며 7~10년까지도 걸릴 수 있다. 나는 훨씬 더 빨리 호전되는 내담자들도 보았는데 어떤 사람들은 1년 안에 좋아지기도 했다. 또한 나는 10~15년이 지난 오늘날에도 여전히 식이장애가 있는 내담자들도 안다. 누가 호전될 지, 그리고 얼마만큼의 시간이 걸릴지를 결정하는 것은 매우 어려운 일이다. 일부 요소들이 부정적인 또는 긍정적인 예후에 영향을 미치는 것으로 나타났다(94번 문항을 보라). 당신이나 당신이 사랑하는 사람이 적어도 몇 년이 걸리는 매우 긴 장거리 여행에 있다고 가정하는 것이 가장 좋다. 충분한 기간 동안 치료를 지속하지 않는 중대한 실수가 자주 일어난다. 증상이 완화되었다고 완치된 것은 아니다. 부모들도 자식들이 운동이나 대학으로 돌아가겠다고, 치료를 그만 두겠다고, 그리고 자신의 인생을 살아가겠다고 간청할 때 그들의 요구를 들어주곤 한다. 남편들의 경우 자신의 아내와 가족이 정상으로 돌아오기 원한다. 식이장애가 있는 사람들은 주로 매우 똑똑하고 성취해 놓은 것이 많으며, 부모나 배우자는 자녀 또는 배우자가 회복에 이러한 능력을 적용시킬 수 있다고 믿기 때문에 쉽게 병을 극복할 수 있는다고 믿는다. 하지만 반드시 그렇지 않으며 부모와 배우자는 식이장애는 끈질긴 질병이라는 것을 유의하여야만 한다. 사랑하는 사람들은 치료 전문가가 조언하는 것을 심각하게 받아들여야 한다. 조심하는 쪽이 더 낫고, 충분한 시간을 가지고 오랜 기간 동안 치료 받는다면 재발과 같은 **해로운** 결과가 나타나지 않을 것이다.

해로운 :
누군가에게 혹은 무엇에게 위험하거나 해로운 영향을 미치는.

Q96 폭식 장애를 치료받으면서 6개월 동안 폭식을 삼가는데 성공하였지만 몸무게는 줄지 않았어요. 이게 과연 성공적인 치료인가요?

폭식 장애와 체중 감소의 문제는 매우 복잡한 것이다. 몸무게와 폭식은 서로 관련이 있지만 몸무게가 많이 나가더라도 더 이상 폭식하지 않으면 폭식 장애에서 회복되었다고 간주할 수 있다. 진단을 내리기 위해 체중은 상관이 없다. 몸무게가 많이 나가거나 비만이라도 식이장애는 없을 수 있다. 대부분의 연구 결과에 의하면 폭식 장애의 치료에 있어 체중 감소는 잘 되지 않지만, 최근 새로 개발된 메리디아(Meridia)라는 약이 주목 받고 있다. 메리디아는 각성제이고 비만 때문에 의학적 위험이 있는 사람들에게만 제한적으로 판매되어야 하는 약이라는 것을 기억하라. 이 약은 메스꺼움, 변비, 어지러움, 졸림, 생리통과 같은 심각한 부작용이 있으며 어떤 사람들에게는 식욕과 자살 사고를 증가시키기도 한다. 또한 이 약물은 신체적, 심리적으로 의존될 가능성이 있다. 체중 감소를 위해 시장에서 판매되던 유사한 종류의 다른 약물들이 판매가 금지된 바 있기 때문에 조심하는 것이 현명하다. 부득이하게 사용된다면 의사의 감독 하에 복용되어야만 한다. 나는 약물을 복용하지 않고도 체중을 감소한 폭식 장애 내담자들을 많이 치료해왔다. 당신의 식이장애를 극복하기 위해 당신이 한 일을 지지해주고 격려해주는 전문가와 함께 치료 작업을 하는 것이 중요하다. 또한 당신이 진짜 체중을 줄일 필요가 있는지 아니면 당신의 몸에 비정상적인 체중에 도달하려 분투하고 있는지를 결정하기 위해 당신이 체중 감소와 건강 문제를 바라볼 수 있도록 도와줄 수 있는 전문가들이 있는 것이 중요하다. *모든 치수의 건강*(Health At Any Size, 참고 자료 목록 참조)이라는 단체의 사람들과 연결되는 것이 좋을 것이다. 만약 당신이 정말 몸무게를 줄여야 한다면 무엇이 당신에게 적합한지를 결정하는데 도와줄 수 있는 전문가와 함께 작업하기를 권한다. *직관적 식이*(Intuitive Eating, 2003) 책에 나오는 것처럼 당신의 건강한 체중에 도달하고 폭식이 유발되는 것을 막기 위해 비식이요법을 사용하는 전문가들이 많이 있다.

Q97 회복 과정의 특정 단계들이 있나요?

내담자들은 회복의 많은 단계를 거친다. 초반에는 내담자들은 식이장애가 얼마나 나쁜지 혹은 얼마나 나빠질 수 있는지 인식하지 못한다. 흔히 내담자들은 자신이 하고 있거나 느끼고 있는 것에 대해 모든 진실을 털어놓기를 거부하는 경우가 많다. 치료가 진행됨에 따라, 내담자들은 호전되려면 필요한 것이 무엇인지 그리고 왜 자신이 식이장애가 있는지에 대해 더 잘 이해하게 된다. 대부분의 내담자들이 자신의 증상을 즉시 포기할 수 없고 심지어 포기하기를 원하지 않기도 하며, 서서히 자신의 행동을 그만 두게 된다. 치료와 회복 과정에서는 가끔 오랫동안의 정체기가 나타나기도 한다. 내 경험에 의하면 회복까지 평탄한 길을 간 사람은 아무도 없다. 보통 호전 과정에는 넘어지기도 하고 실수를 저지르기도 하며 심지어 재발하는 경우도 있다. 증상 완화나 심지어 금단조차도 완전한 회복을 뜻하지 않는다는 것을 기억하는 것이 중요하다. 내담자는 증상이 나타나지 않도록 할 수는 있지만, 식이장애의 원인이나 유지시키는 문제 자체를 해결하지 않았다면 증상에서 자유로울 수 없는 경우가 많다. 내가 "문제(issues)"라는 말을 사용할 때 단지 과거에 있었던 일만을 의미하는 것이 아니라는 점을 분명히 알아두라. 문제란, 매우 불안한 기질을 적절히 다룰 수 없는 능력이나 충동 조절의 결여를 뜻할 수도 있다. 원인이 되는 기저의 문제를 다루라는 것이 프로이드의 분석을 받으라는 뜻은 아니다.

제 9 부

식이장애의 예방

- 식이장애는 예방될 수 있나요?
- 식이장애를 예방하기 위해 내가 할 수 있는 것이 있나요?

등등…

Q98 *식이장애는 예방될 수 있나요?*

우리는 마침내 식이장애가 무엇인지 그리고 그 원인에 대해 더 자세히 이해하게 되었다. 식이장애를 예방하기 위해서는 이 장애를 일으키는 모든 요소들을 알아야 한다. 생물학자들은 생물학적 또는 유전적 원인을 찾기 위해서, 그리고 치료 뿐 아니라 예방을 도울 수 있는 약물을 개발하기 위해서 꾸준히 노력해야 한다. 심리학자들은 식이장애 발생과 관련되는 소인, 성격 요인, 과거의 외상 경험, 사회적 상호작용, 정서 문제, 가족 문제 등을 연구하고 예방을 위한 개입할 수 있게 노력할 것이다. 또한 다이어트와 자신의 신체상에 대한 불만족이 식이장애 발병에 큰 비중을 차지하기 때문에 이 두 가지를 옹호하는 문화에 영향을 끼치도록 최선을 다해야 한다. 캐나다 토론토의 니바 피란(Niva Piran)은 이러한 노력을 하는 유명 인사이다. 그녀는 예방이 효과가 있다는 것을 보여주었다. 그녀의 프로그램인 *인사이드 아웃: 소녀들이 학교 환경을 바꾸다*(Re-Inhabiting the Body From the Inside Out: Girls Transform Their School Environment)는 *대상에서 주격으로: 해석적, 참여적 방법*(From Subjects to Subjectivities: A Handbook of Interpretive and Participatory Methods, 2000)에 자세히 묘사되어 있다. 마이클 르빈(Michael Levine)과 린다 스몰락(Linda Smolak)의 최신 도서인 *식이문제와 식이장애의 예방: 이론, 연구와 실제*(The Prevention of Eating Problems and Eating Disorders: Theory, Research, and Practice, 2005)는 예방 분야에 있어 가장 최신의 종합적인 작품이다.

전미 식이장애 연합회와 거식증과 관련질환학회(Anorexia Nervosa and

Associated Disorders)와 같은 다양한 단체들은 연구비를 지원하고, 사람들의 인식을 증진시키며, 신뢰할 만한 프로그램과 광고를 지지함으로써 예방에 노력을 기하고 있다. 전미 식이장애 연합회는 식이장애 인식 주간(National Eating Disorders Awareness Week)을 후원하는데, 이 때 전국에서 모인 사람들이 사람들의 인식을 높이고 예방 및 기타 목적들을 위해 힘쓰게 된다. 참여 의향이 있는 독자는 이 단체에 연락을 취하라. 미국에서 가장 오래된 식이장애 단체 중에 하나인 거식증과 관련질환학회(Anorexia Nervosa and Associated Disorders)는 오랫동안 예방, 인식, 홍보를 위해 노력해 오고 있다.

나는 예방 프로그램에 참여했지만 가시적 효과가 나타나지 않았다는 이야기를 자주 듣는다. 하지만 일부 프로그램들에서 긍정적인 결과가 나타났으며 이러한 결과들은 예방 분야의 연구를 지속할 수 있는 힘을 불어넣어 준다. 어떤 경우에는 자신의 신체상에 더 만족하는 것처럼 지식과 태도 면에서 긍정적인 변화가 나타났지만 행동 면에서는 나타나지 않은 적도 있다. 고위험군(예를 들어 식이장애의 초기 증상을 보이는)을 대상으로 한 예방에의 노력은(예를 들어 고등학교 1학년 학생 전부를 위한) 보편적인 프로그램보다 효과적인 것으로 나타났다. 이렇게 특정 집단을 대상으로 한 프로그램의 경우 태도뿐 아니라 행동도 바꾸는데에도 효과가 있는 것으로 나타났다.

어떤 예방 프로그램들의 경우 예상만큼 효과적이지 않았었는데, 그 중 일부 이유는 식이장애가 지속적인 반면 프로그램은 매우 제한된 시간 내에 이루어지기 때문이다. 이전에 언급된 니바 피란(Niva Piran)의 프로그램과 같이 소녀들에게 더 많은 지식을 제공하고 더 나은 신체상을 갖도록 도와주는 프로그램이 더욱 많이 필요하다. 캐서린 스타이너와 리사 소스트롬(Catherine Steiner Adair, Lisa Sjostrom)이 개발한 *자신으로 꽉 찬*(Full of

Ourselves)이라는 프로그램은 소녀들의 능력과 건강, 리더십을 증진시키기 위해 짜여진 효과적인 접근법의 또 다른 예이다. 만약 우리가 이러한 종류의 프로그램을 계속 제공한다면 예방 노력의 결과는 분명히 향상될 것이다.

식이장애(Eating Disorders, 2004)의 저자 파멜라 킬은 그녀의 책에서 미국정신건강연구소(National Institute of Mental Health)에서 수집하고 식이장애 예방과 관련되어 토론된 전문가들의 추천 사항들을 보고한다. 개략은 다음과 같다.

- 식이장애는 대중의 건강과 관련된 문제이며 예방을 위한 노력이 요구된다는 인식을 증가시킬 필요가 있다.
- 정확한 평가를 위해 증상과 결과를 명확히 정의 내릴 필요가 있다.
- 기초 사회 과학 연구와 동물 연구를 통해 식이장애를 더욱 잘 이해하고 더 나은 예방법을 개발해야 한다.
- 동물 실험학자, 임상가, 이 분야의 다른 연구자들 등 여러 학문간의 교류를 장려해야 한다.
- 예방 노력의 장점을 평가할 지침이 필요하다.
- 식이장애의 발병에 영향을 미치는 생물학적 요인, 성격 특질, 가족 및 사회 집단, 사회적 기준과 가치에 대한 연구가 장려되어야 한다. 이러한 정보는 예방이 더 적합한 대상에 맞춰지는데 도움이 될 것이다.

Q 99 *식이장애를 예방하기 위해 내가 할 수 있는 것이 있나요?*

다음은 식이장애 뿐 아니라 오늘날 매우 흔히 접하는 해로운 다이어트와 신체상 불만족의 예방을 위해 개인이 할 수 있는 일들을 간단한 요약한 것이다.

- 자신과 다른 사람의 몸무게에 대해 비난하는 말을 하지 말라.
- 건강하지 못한 다이어트나 비정상적인 사이즈를 선전하는 잡지를 구매하거나 그런 쇼를 보지 말라.
- 여성이나 남성을 과도하게 상품화하는 자료를 구매하거나 그런 쇼를 지지하지 말라.
- 어린 소녀들이 자신의 몸을 사랑하고 수용하도록 당신이 도울 수 있는 일을 하라.
- 모든 연령, 외형, 피부 색깔, 신체 사이즈의 사람들을 보여주는 광고를 옹호하라.
- 활동적이 되라. 편지를 쓰고, 사람들에게 전화하고, 학교 및 직장에서 이야기를 꺼내라.
- 다른 사람의 외모를 차별 대우하고 불쾌한 말을 하는 사람들과 맞서라.
- 당신의 몸을 잘 보살펴라. 건강해지게 될 것이고 훌륭한 역할 모델이 될 수 있다.
- 몸무게가 아닌 건강에 집중하라.
- 참고 자료 목록에 나와 있는 단체와 조직들이 펼치는 예방을 위한 노력에 참여하라.
- 인터넷에서 예방 프로그램을 찾아보라.
- 오늘날의 사회적 통념에 대항하는 다음과 같은 책들을 읽고 다른 사람에게 빌려 주어라. *크고 뚱뚱한 거짓말*(Big Fat Lies, Gaesser, 1996), *몸과의 전쟁: 여성의 신체와 평화 이루기–행동주의자의 지침*(Body Wars: Making Peace with Women's Bodies–An Activist's Guide, Maine, 2000), *난 너무 살쪘어! 몸무게에 집착하는 세상에서 당신의 십대 자녀가 건강한 식사와 운동 습관을 기르도*

록 도와주기(I'm, Like, So Fat!" Helping Your Teen Make Healthy Choices About Eating and Exercise in a Weight-Obsessed World, Neumark-Steiner, 2005) 등의 목록이 참고 문헌에 나와 있다.

- 말만 하고 믿기만 하지 말고 우리가 누구인지가 우리가 어떻게 보이는지보다 훨씬 더 중요하다는 입장에서 살아라. 실제 삶을 살아라.

제 10 부

대안 치료법

● 식이장애의 대안 치료법에는 어떤 것들이 있나요?

1. 요가

2. 침술

3. 동종 요법

등등…

100 식이장애의 대안 치료법에는 어떤 것들이 있나요?

다양한 대안 치료법들이 이 책에서 소개된 심리학적 치료법과 의학적 치료법에 부가적으로 사용될 수 있다. 식이장애에 사용되는 대안 치료법의 예로는 요가, 마사지, 침술, 명상, 동종 요법, 영양 보충제(비타민, 허브, 미네랄 등)가 있다. 이들은 일차적 또는 유일한 치료법으로는 제안되지 않지만 많은 사람들에게 유익한 도움을 주었다. 다음은 각 방법에 대한 간략한 설명과 식이장애에 적용될 수 있는 방법이다.

요가

얼마 전까지만 해도 요가는 뉴에이지 문화의 유행으로 여겨졌지만 2005년도 판 요가지(Yoga Journal)에 의하면 현재 요가는 큰 시장이다. 미국에서는 대략 1천 7백 만명이 요가 수업을 받고 고대 인도의 관습에 근거한 숨쉬기 운동과 자세를 연습한다. 요가는 의식을 훈련하여 완벽한 영적 통찰과 평정 상태에 이르기 위한 힌두교 수련이다. 이런 수련의 일환으로 몸과 마음을 통제하기 위해 운동 체계를 연습한다. 요가의 자세와 의식은 개인이 신성과 결합되도록 돕는다. 일부 자세들은 소화, 안정, 기민, 수면과 같은 생리학적 기능을 돕는 것으로 밝혀졌다. 요가는 여러 방식으로 연구되었으며 평온함, 안녕감, 그리고 다른 여러 가지 긍정적인 영향을 낳게 한다.

나는 몇 년간 내 식이장애 치료 프로그램에 요가를 포함해왔고 여러 면에서 유용하다는 것을 발견했다. 내담자들은 예를 들어 자신의 몸을 느끼고, 자신의 신체를 더 잘 인식하며 수용하게 된다. 그러면 이런 점이 삶의 다른 모든 영역으로까지 전이된다는 것을 발견했다. 인터넷 상의 *계간여성심리*

(Psychology of Women Quarterly)에 기재된 한 연구에 의하면 요가와 같은 마음-신체 운동은 조깅이나 심장 강화 운동 기계사용과 같은 전통적인 운동보다도 더 높은 신체 만족과 더 낮은 식이장애 발병률과 상관이 있었다. 게다가, 요가를 하는 사람들은 요가를 하지 않는 사람들에 비해 더 낮은 비율의 자기-대상화와 더 높은 수준의 신체상 만족감, 그리고 더 낮은 식이태도의 장애를 보고하였다. 실제로, 일주일에 요가를 더 많이 할수록, 자기-대상화는 덜 나타났고 신체적 만족감은 더 높았던 반면, 에어로빅을 하는데 시간을 더 많이 보낸 여성은 더 높은 비율의 잘못된 식사를 보였다. 나는 요가를 통해 사람들이 자신의 몸에 귀를 기울이고 더 잘 반응하게 된다고 믿는다. 요가를 함으로써 신체적 외모에 덜 집착하고 자신의 신체와 결합되는데 흥미를 갖게 되는 사람들을 많이 보아왔다. 이 두 가지 모두가 신체상 불만족감과 잘못된 식사를 치유하도록 돕는다.

다음은 내 내담자들이 한 말을 인용한 것이다.

> "요가 시간에 나는 처음으로 내 몸이 어떻게 보이는가가 아닌 내 몸이 어떻게 느끼는가에 대해 진정한 관심을 갖게 되었다. 마치 내가 내 몸을 처음 알아채는 것과 같았다. 요가 수업에서 내 몸에 관심을 기울이기 시작했고 내 삶의 다른 모든 부분에서도 몸에 더 주의를 기울일 수 있게 되었다."

> "요가는 내가 처음으로 칼로리 소모량을 계산하지 않고 할 수 있는 운동이었다. 처음에는 아무 소용이 없을 것이라는 생각이 들어 너무 싫었지만, 점차 내 몸의 변화를 느끼게 되었다. 처음에는 정강이에 손이 닿을 수 없었지만 곧 발가락을 짚을 수 있게 되었다. 인내를 가지고 연습하자 처음에는 절대 할 수 없을 것이라고 생각했던 다리 찢기를 할 수 있는

능력이 길러졌다는 것을 깨달았다. 요가는 내 몸과 나 자신에 대해 내가 느끼는 바를 가르쳐 주었다. 실제로 당신의 상태 그대로를 수용하는 것이 당신을 행복하게 만들며 변화의 초기 단계이기도 한다. 요가가 아니었다면 나는 절대 이런 일을 상상도 하지 못했을 것이다."

"요가를 처음 몇 번 시도한 것은 주간 치료 프로그램 센터인 캘리포니아의 식이장애센터에서였다. 나는 '이건 운동이 아니야. 나는 거의 움직이고 있지 않고 땀도 흘리지 않잖아. 내가 칼로리를 소모하고 있는 걸까? 난 이 방에서 뛰쳐 나가고 싶어'라고 생각했다. 네 번째 수업에서 변화가 일어났고 깨달음의 순간이 왔다. 이 순간은 모순되게도 송장자세에서 일어났다. 송장자세를 하고 있을 동안 내 양쪽 볼에 눈물이 흘러내려 매트에 떨어졌다. 송장자세는 완전한 이완의 자세인데 가장 힘든 자세 중에 하나이다. 식이장애가 있는 사람에게는 완전한 이완의 순간은 거의 일어나지 않는다. 나는 내 마음이나 몸이 항상 움직이고 있어야 한다고 생각했으며 휴식은 나에게 선택할 수 있는 사항이 아니라고 생각했다. 내 눈물은 행복감의 눈물이었다. 그 순간 나는 긴장이 풀렸고 스스로에게 연결되어 있다고 느껴졌다. 그것은 내가 오랫동안 느껴보지 못한 것이었다. 나는 더 이상 수업에서 뛰쳐나가고 싶지 않았다. 나는 더 이상 내 식이장애와 나 자신에게서부터 도망가고 싶지 않았다. 요가는 여러 수준에서의 연결을 경험하게 해주었다. 나는 내 호흡과 연결되어 있는 것을 느낀다. 나는 내 몸과 연결되어 있는 것을 느낀다. 나는 정신적, 신체적인 힘을 느낀다. 나는 나의 몸의 한계를 알고 내 몸의 소리를 듣는다. 나는 내 호흡과 일치됨을 느낀다. 나는 매 순간을 살고 있고 전적으로 존재한다. 나는 칼로리에 대해 생각하고 있지 않다. 나는 뚱뚱하다고 느끼지 않는다.

나는 음식에 대해 생각하고 있지 않다. 나는 실제로 살고 있다.”

“요가는, 적어도 처음에는, 매우 힘들었다. 나는 달리기를 하는 사람이었고 매우 경쟁적이었다. 내 생각에 요가는 낭비였지 전혀 운동이 아니었다. 더군다나 나는 요가를 잘 하지도 못했고 오금힘줄은 땡겼고 나의 등은 뻣뻣했고 유연성은 꽝이었다. 내가 이토록 못하고 있다는 것을 인식하는 일은 힘든 것이었다. 하지만 강사는 내가 내 몸의 소리에 귀를 기울인다면 못하고 있는 것이 아니며, 필요한 것, 원하는 것을 하지 그 이상은 하지 말라고 했다. 그렇게 하면 요가를 제대로 하고 있는 것이라고 말했다. 또 내가 너무 오버해서 내 몸이 감당하기 힘든 것을 하면 부상을 입는 것을 깨달았고, 천천히 그리고 꾸준히 노력하면서 몸 스스로가 이완되게 하고, 다른 사람과 비교하지 않으면서 나 자신을 수용한다면 부쩍 향상되는 것을 깨달았다. 나는 미묘한 변화를 감지하기 시작했고 점차 큰 변화를 알아차리기 시작했다. 나는 곧 이 원리를 내 섭식, 몸무게 증가, 회복, 그리고 다른 모든 곳에 적용할 수 있다는 것을 발견했다. 나는 이제 항상 요가를 할 것이다. 나는 여전히 달리는 것을 좋아하지만 달리기 외에 요가도 하는데, 요가는 이제 나에게 운동보다 훨씬 더 많은 의미가 있는 것이다.”

요가가 식이장애의 치유를 도울 수 있다는 점에 대한 관심은 지난 몇 년간 증가했다. 미국에서는 점점 많은 치료 프로그램들이 요가를 포함시킨다. 이제는 인터넷에도 이 주제와 관련된 글들이 올라오는데, 그 중 한 이야기는 케서린 쿡-코톤(Catherine Cook-Cottone)이라는 여성에 대한 것이다. 그녀는 버팔로대학교 교육대학원의 부교수였고 요가를 포함한 식이장애 치료법을 개발했다. 그녀는 요가가 식이장애가 있는 사람들이 식이장애를 대체할 만한 것을 찾을 때 도움을 주고, 해를 입히지 않으며 치유되게 돕는다고 믿는다. 식이장애가 더 이상 힘쓰지 못하게 하라는 나의 철학과 매우 흡사하게, 쿡-코튼은 "당신이 진정한 자신을 돌보고 연결되면 그 장애는 더 이상 할 일이 없을 것이다"라고 말한다. 쿡-코튼은 그녀가 이미 이 방법을 다른 식이장애집단에 사용해본 적이 있고 통계적으로 유의미한 긍정적인 결과가 나타났다고 말한다.

마사지

2001년 겨울 나는 식이장애 학회지에 다음과 같은 제목의 연구가 실린 것을 우연히 보게 되었다. "신경성 거식증 증상이 마사지 요법으로 완화되다". 나는 이 제목에 관심이 쏠렸는데, 왜냐하면 나의 치료 프로그램인 몬테니도에서 1996년부터 마사지를 포함하고 있었으며 매우 긍정적인 결과를 보여왔기 때문이다.

연구에서는 19명의 거식증 여성들이 5주동안 일주에 두 번씩 표준 치료만을 받거나 표준 치료에 더하여 마사지 치료를 받았다. 마사지 치료 집단에서는 스트레스, 불안 수준, 신체 불만족감이 감소되었으며 마사지 후에 스트레스 호르몬인 코티졸 수치가 낮아지기도 했다. 다른 연구들의 결과도 마사지가 식이장애에 효과적임을 지지한다. 이 부분에 관해서는 더 많은 연구가 진행되어야 할 것이다.

마사지를 받으면서 내담자들은 이완하는데 도움을 받을 수 있고 제대로만 행해진다면 요가와 마찬가지로 자신의 신체에 주의를 기울이는데 도움이 된다. 마사지는 내담자가 자신의 신체를 돌보기 시작하도록 도움을 줄 수 있다. 또한 마사지는 내담자들이 어깨, 등, 배와 같이 특정 신체 부위에

꽉 쥐고 있는 정보를 흘려보내도록 해주기도 한다. 내담자들이 치료 회기에서 나누지 못했던 부분을 마사지를 받으면서 마사지 치료사에게 이야기하는 때가 있다.

신체적 접촉은 진행시키기 까다로울 수 있으며, 마사지를 받는 것은 반드시 자발적으로 이루어져야 한다. 치료 과정에 마사지를 포함시키려면 많은 점을 고려해야 한다. 마사지 치료사는 마사지 동안 일어날 수 있는 모든 일을 다룰 수 있을 정도로 숙련되어야 한다. 일부 작가들과 보건 전문가들이 신체적 접촉의 치유 속성에 대해 글을 쓴 바 있다. 일라나 루벤펠드(Ilana Rubenfeld)는 마사지와 치료를 어떻게 결합할 것인지에 대한 *경청하는 손: 신체작업, 직관, 심리치료를 결합하여 감정을 해소하고 고통을 치유하기*(The Listening Hand: How to Combine Bodywork, Intuition and Psychotherapy to Release Emotions and Heal Pain, 2007)라는 제목의 훌륭한 책을 썼다.

침술

침술은 막힌 에너지 흐름을 뚫음으로써 질병을 치료하는 방법이다. 침술 부분이라고 간주되는 특정 부위에 침을 적절히 꽂는다. 경혈이라는 개념과 이 부분에 침을 꽂는 것은 고대 중국에서 시작되었다. 나는 침이 식이장애에서 나타나는 불안, 수면, 갈망, 월경 문제 등을 치료하는데 성공적으로 사용되는 것을 보았다. 한 내담자는 목표 체중에 도달했고 과도하게 운동하지 않고 있었으며 호르몬 수치까지 정상적으로 돌아왔는데도 8개월이 지나도록 생리를 시작하지 않았다. 나는 그녀에게 침을 맞을 것을 권유했고 그녀는 두 번 침을 맞은 후에 생리를 다시 시작하였다. 물론 모든 사람들에게 이런 결과가 나타나지는 않겠지만 침술은 다른 치료법에 유용하게 부가적으로 사용될 수 있다. 또한 나는 내담자의 치료를 여러 면에서 방해하고 있는 두통과 같은 병을 침술사들이 성공적으로 완화시키거나 없애는 것도 보았다.

동종요법

동종요법은 다량으로 투여되면 병의 증상을 일으킬 약물을 환자에게 극히 소량 투여하는 부수적인 치료 방법이다. 동종요법은 신체의 자연적인 치료 반응을 촉발한다. 식이장애의 동종요법에서는 배고픔을 자극시키거나 폭식 욕구를 감소시키는 약물을 사용할 수 있다. 또한 식이장애의 기저에 있는, 또는 이와 관련되는 불안정감, 불안, 불면과 같은 문제를 치료하는데에도 사용될 수 있다. 그러나 이 치료법을 식이장애에 적용하는 것을 지지할만한 연구 결과는 보고된 바 없다.

명상

명상은 오래 전부터 높은 수준의 영적 인식 수준에 도달하기 위한 목적으로 집중력과 숙고 능력을 향상시키기 위한 종교적 의식 또는 정신적 수행으로 간주되어 왔다. 고대로부터 모든 종교에서는 명상이 어떤 종류로던지 존재해왔다. 요가도 명상에서 기원한다. 요가에서 말하는 디야나(dhyana)는 "집중하는 명상"을 뜻한다. 많은 종교에서 명상할 때는 하나의 음절, 단어, 본문의 언어적으로 또는 머리 속에서 반복한다(가끔 만뜨라(mantra-신성한 음절-라고도 불린다). 기도 윤당이나 염주도 집중하도록 도움을 줄 우 있다.

명상은 종교적 맥락 외에서도 사용되며 20세기에는 관심 있는 누구에게나 명상 기법을 가르치기 위해 초월적인 명상 움직임이 떠올랐다. 명상은 기본적으로 마음 수련을 위한 연습이며 마음을 이완하고 한가지(예를 들어 호흡, 또는 자아 마음의 끊임없이 이어지는 생각을 멈추기 위한 신성한 음절)에 집중하도록 훈련시킨다. 명상은 정신적, 영적 계발을 돕는 것으로 생각되며 종교와는 상관 없다.

비올라 포더(Viola Fodor)는 *필사적으로 자신을 찾기*(Desperately Seeking Self, 1997)라는 책에서 자신이 "조용한 시간"이라고 지칭하는 것에 대해 설명한다. 그녀는 명상이 종교와 관련된다는 선입견 때문에 대신 이 단어를 사용한다. 비올라는 조용한 시간이 신성한 원천과 내면의 지침과 연결되도록 돕는다고 말하며 자신의 식이장애를 치유하기 위해 어떻게 사용했는지를 기술한다. 이 책은 조용히 앉아서 내면으로 들어가는 법을 가르친다. 단순히 5분 동안 침묵하고 그 시간을 점점 10분 또는 15분으로 늘리는 것에서부터 시작할 수 있다. 나는 이 책을 개인 내담자들에게 그리고 집단 치료에서도 사용하였다. 궁극적인 목적은 내담자들이 스스로 이것을 할 수 있게 되는 것이다. 비올라는 조용한 시간의 장점을 다음과 같이 기술한다.

> "조용한 시간은 내면의 침묵 속에서 우리 자신과 함께 있기 위해 갖는 시간이다. 마음을 잠잠케 하고 논리를 잠시 제쳐놓을 때 자신에게 더 깊은 존재인 영혼에 닿도록 사고를 허락한다. 수세기에 걸쳐 철학자들, 영적 지도자들, 선견자들은 고독이 사람을 풍요롭게 한다는 것을 가르쳐 왔다. 영혼에 주의를 기울이라. 당신을 절대적인 지혜로부터 분리시키는 베일을 거두어라. 그리고 고요함의 장소를 찾아 신성한 힘이 당신을 관통하고 재창조하고 인류의 발전을 위해 당신을 사용하도록 허락하라."

조용한 시간이라고 불리우든 명상이라고 불리우든 내면으로 들어가서 마음을 조용히 시키고 의식적으로 더욱 지각하는 기법이 식이장애 내담자들이 끊임없이 갖게 되는 강박적이고 부정적인 생각을 멈추도록 돕는다는 것이 발견되었다. 불안 문제가 있는 사람들은 스트레스에 대한 신체적 반응을 의식적으로 더 잘 조절할 수 있게 된다. 명상이 실제로 평정을 야기하고 심박률과 혈압을 낮추고 불안을 감소시키는 결과가 있다는 수없이 많은 연구 결과들이 있다.

심상을 사용하는 명상은 의지를 갖게 하고 긍정적인 결과를 낳게 하는 긍정적인 주장을 하게 하는 강력한 도구가 될 수 있다. 나는 자주 특정 상황-예를 들면 새로운 음식을 먹어보는-을 어떻게 다루기 원하는지 내담자들과 토론을 시작하기 전에 그들에게 이완하고 숨을 깊게 들이마시라고 말한다. 평온해지고 집중할 수 있게 되면 어떻게 상황이 펼쳐지기 원하는지에 대해 머리 속에서 심상을 더 잘 떠올릴 수 있게 된다. 명상의 목적은 단지 10, 20, 또는 30분 동안 가만히 앉아 있는 것이 아니라 이러한 훈련을 일상 생활의 특정 순간에 적용할 수 있게 되는 것이다. 집에서 혼란스러운 마음을 멈추고 이완할 수 있게 되면 이 기술을 꽉 막힌 도로에서 운전할 때나 나쁜 소식을 접했을 때 견디기 위해 적용시킬 수 있다. 명상의 간단한 기법을 배우면 다른 사람과 언쟁할 때나 스트레스 받는 결정을 내릴 때 사용할 수 있다. 단지 깊게 숨을 내쉬고 당신의 신체에 내부적으로 초점을 맞추고 평정을 찾기만 하면 된다. 하지만 이 기법을 연습하지 않는다면, 스트레스 상황에서 적용하는 것이 불가능하다. *일반인을 위한 명상*(Meditation for Ordinary People, 1999)이란 책에서 저자인 조 아르파이아와 랩기 롭상(Joe Arpaia, Rapgay Lopsang)은 초보자들이 명상 연습을 할 수 있도록 쉽게 설명하고 있다.

영양 보충제

다양한 영양 보충제가 식이장애의 치료에 성공적으로 사용된 바 있다. 음식물이 장에 오래 있을 수 있도록 하거나 변비를 없애기 위한 약물이 흔히 사용된다. 칼슘은 뼈손실를 예방하기 위해 대식증 및 거식증이 있는 사람에게 자주 처방된다. Boost나 Ensure와 같이 액체로 된 식사 대체물 또는 보충제는 충분한 칼로리 섭취를 위해 사용된다. 종합 멀티비타민은 식사로 충분한 영양을 얻지 못하고 있는 식이장애 환자에게 유용하다.

아미노산은 설탕에 대한 갈망을 감소시키고 주의집중 및 수면 문제를 돕는다는 것 외에도 다양한 이유로 점차 많이 사용되고 있다. 허브도 사용되는데, 몬테 니도를 포함하여 일부 치료 프로그램에서는 수면 문제에 대해 약물을 처방하는 대신 길초근과 같은 허브를 사용한다. 세인트존스워트(St. John's wart)와 페닐알라닌과 같은 성분도 식이장애 환자들이 흔히 겪는 우울증에 꽤 성공적으로 사용되고 있다. 오메가 지방산은 식이장애 환자들에게서 흔히 나타나는 우울증과 다른 정동 관련 장애들의 치료에 관해 점점 많은 주목을 받고 있다. 나를 포함한 몇 몇 저자들은 아연 결핍이 거식증의 원인 및 지속에 미치는 영향에 대해 글을 쓴 적이 있다. 왜냐하면 이 병이 있는 사람들 중 아연이 부족한 것으로 발견되었기 때문이다. 일부 연구에 의하면 아연 보충제가 식욕과 섭식을 향상시켰다. 여기에 다 언급하기에는 너무나 많은 보충제들이 있는데, 여기에 기록된 내용이 보충제가 어떻게 사용되는지에 대한 감을 제공하기를 바란다. 더 많은 정보는 내가 알렉스 쇼스(Alex Schauss)와 공동 집필한 *거식증과 대식증: 치명적인 식이장애에의 영양적인 접근*(Anorexia and Bulimia: A Nutritional Approach to the Deadly Eating Disorders, 1997)과 *식이장애 원전*(2007)의 *식이장애 치료의 대안*(Alternative to Treating Eating Disorders)장을 참조하라. 이 두 책 모두 식이장애에서의 영양 보충제 사용에 대해 훨씬 더 자세히 설명하고 있다.

여기에 기술된 정보는 식이장애의 치료에 사용되는 다양한 대안 치료법들 중 일부분일 뿐이다. 미국에서는 모든 의학 분야에서 대안 치료법이 점점 받아들여지고 있다. 대안치료법의 사용법을 탐색하는 것은 훈련받은 임상가들에 의해 행해져야 하며, 다른 치료법들과 함께 통합해서 사용해야 한다.

참고 자료

식이장애 단체

미국 식이장애 학회 (Academy for Eating Disorders: AED)
http://aedweb.org

연구, 정책, 행동을 위한 식이장애 연합 (Eating Disorders Coalition for Research, Policy, and Action)
www.eatingdisorderscoalition.org

국제 식이장애 전문가 학회 (International Association of Eating Disorder Professionals: IAEDP)
www.iaedp.com

매사추세츠 식이장애 연합회 (The Massachusetts Eating Disorders Association: MEDA)
www.medainc.org

전미 식이장애와 연관질환 연합회 (National Association of Anorexia

Nervosa and Associated Disorders: ANAD)
www.anad.org

전미 식이장애 연합회 (National Eating Disorders Association: NEDA)
www.nationaleatingdisorders.org

전미 식이장애 정보센터 (National Eating Disorder Information Centre: NEDIC)
www.nedic.ca

과식 자활단체 세계기구 (Overeaters Anonymous, OA)
www.oa.org

연관 단체

얼굴에 관하여 (About-Face)
www.about-face.org

신체상 변화 연합 (Body Image Coalition of Peel)
www.bodyimagecoalition.org

아버지와 딸 (Dads and Daughters)
www.dadsanddaughters.org

그 외 유용한 웹사이트

식이장애 의뢰 및 정보센터
이 웹사이트는 식이장애의 최신 정보를 제공할 뿐만 아니라 식이장애를 전문으로 하는 치료센터와 개인치료자를 찾으려는 사람에게 정보와 치료 자원을 제공한다.
www.edreferral@aol.com

www.BodyPositive.com
이곳은 모든 연령의 사람에게 신체상을 증진하기 위한 정보와 자료를 제공한다.

www.Mirror-mirror.org/eatdis.htm
식이장애에 대한 기초적 정보

캐롤린 코스틴(Monte Nido 거주치료센터)
www.montenido.com

용어집

결장절제술 : 결장(대장)의 일부 혹은 전체를 제거하는 수술. 대장절제술은 게실명, 양성 대장폴립과 대장암을 포함하는 여러 종류의 문제의 치료에 필요할 수 있음.

골다공증 : 뼈 속 무기질 밀도가 감소하는 질병으로 뼈가 쉽게 골절될 수 있음.

공존 : 동시에 존재한다는 뜻. 신체의학 및 정신의학에서 공존질환이란 (1) 일차적 질병 및 장애에 추가적으로 하나 이상의 장애(또는 질병)의 존재, (2) 그러한 추가적인 장애 및 질병의 영향을 의미함.

금단(절제) : 술이나 음식과 같이 어떤 것에 대한 욕구에 탐닉하는 것으로부터 스스로를 억제하는 것.

기립성 저혈압 : 일어날 때 갑자기 혈압이 떨어지는 것. 이뇨제, 혈관확장제나 다른 유형의 약물의 과다한 사용, 탈수, 혹은 오랜 요양의 결과로 생기는 신체 내 혈액 양의 감소로 인해 나타날 수 있음. 애디슨씨병, 동맥경화, 당뇨, 신경학적 장애와 관련이 있고 식이장애에서도 나타날 수 있음. 대개 갑자기 일어날 때 나타나는 증상들에는 어지러움, 현기증, 시야가 흐려짐, 실신 등이 있음.

다낭성 난소병 : 많은 소포가 배란과 관계없이 난소에 축적되는 것 같은 난소의 변화로 특징지어짐. 난소가 다량의 테스토스테론과 에스트로젠

을 분비해서 불규칙한 월경 혹은 무월경, 과다한 체모 성장, 대머리, 비만, 당뇨, 고혈압 등을 일으킬 수 있음.

마음챙김 : 현재 순간에서 자신의 생각과 행동을 비판하지 않은 채 의식적으로 인식하는 수련. 크게 보면 불교에서 사띠라고 불리는 수행과 연관됨. 의학 연구자이자 저자인 Jon Kabat-Zinn 박사, 심리학자인 Nathaniel Branden, 철학자 Ayn Rand도 마음챙김을 옹호함.

메리디아 : Sibutramine이라고도 불림. 각성제로 비만으로 인한 의학적 위험이 있는 사람들에게 제한적으로 판매됨. 심각한 부작용과 의존성이 일어날 수 있으므로 의사의 감독 하에 사용되어야 함.

미라랙스 : 변비치료제. 대변에 수분을 유지하게 하고 부드럽게 만들고 장운동을 증가시킴으로써 작용함. 효과가 나타나기까지 2~4일 정도 걸림.

미술치료 : 정서적 안녕감을 증진시키기 위해 미술작업과 창의성을 사용하는 표현 치료의 형태. 미술치료는 전통적인 심리치료 이론과 기술에 창조적 과정의 심리적 측면, 특히 다양한 미술 재료의 정서적 속성에 대한 전문 지식을 결합시킴. 미술치료는 정신건강 전문 분야의 하나로서 다양한 임상 장면의 환자들에게 사용됨. 또한 미술치료는 비임상 장면에서도 존재하는데, 예를 들면 창의력 개발을 위한 미술 작업장이나 워크샵 등이 있음.

미국 미술치료 연합회에 따르면 미술치료는 미술을 하는 창조 과정이 치유 및 삶의 증진을 가져온다는 믿음에 근거함. 창조하는 과정과 미술치료자와 대화하는 과정을 통해 자신에 대한 인식이 증가하고 증상, 스트레스, 외상 경험에 더 잘 대처할 수 있게 되며, 미술 창조의 삶을 긍정하는 기쁨을 누리게 됨.

불안정한/변동이 심한(labile) : 급속히 변하는 감정

비경구영양법(정맥 영양법) : 완전비경구영양법은 위장관을 우회하여 정

맥으로 주입하는 섭식방법임. 수술 후, 입을 통한 섭식이나 장 사용이 불가능할 때, 만성질환으로 소화체계가 영양분을 흡수하지 못할 때, 영양분 필요량이 경구영양법으로 충분하지 않을 때 사용됨.

빈맥 : 너무 높은 박동수. 안정 상태의 성인에게서 과도하게 빠른 심장 박동은 분당 100회를 초과함.

생물심리사회적 : 의학의 생물심리사회적 모델은 환자의 마음과 몸을 연결되어 있는 두 중요한 체계로 보는 방법이며, 몸과 마음의 연결에 대한 일반적인 개념의 전문 용어이기도 함. 이에 대조되는 것으로 전통적인 생물의학적 모델이 있음.

서맥 : 너무 낮은 박동수. 성인에서 낮은 심박률은 보통 1분에 60회 미만을 뜻함.

선택적 세로토닌 재흡수 억제제 : 우울증, 신경성 대식증, 강박장애, 신경성 거식증, 공황장애, 당뇨병성 신경통과 월경전 증후군에 효능을 보이는 항우울제 집단. 아동의 치료에 있어서는 통제된 연구가 제한적임.

신경전달물질 : 한 뇌세포에서 다른 뇌세포로 전기신호를 전달, 증폭, 조절하는데 사용되는 화학물질.

신체이형장애 : 상상 속의 신체적 결함에 대한 집착 또는 작은 결함에 대한 심각하게 과장된 염려. 이 장애의 기준에 부합하려면 집착으로 인해 생활 속에 심각한 손상이 있어야 하며, 적어도 하루에 한시간 이상 자신의 결함에 대해 생각해야 함. 종종 청소년기에 시작하여 만성화되며, 상당한 내적 고통을 야기하게 됨.

심리극(사이코드라마) : 역할 놀이 상황에서 자신의 감정과 대인관계 상호작용을 연기함으로써 자신의 내적 갈등을 탐색하는 작업. 연기하는 것은 정신치료자가 환자와 얘기할 때 사용하는 전형적인 "카우치"의 대용임. 심리극은 다른 사람들과 장애가 되는 마음상황의 내적 재구조화를 창조하려고 하며, 이것은 참여자에게 어떤 상황에서 새로운 해답을 발견하고 더욱 자발적이고 독립적이 되도록 함. 더 정확하게는 심리극은 '의사소통자가 자신을 연기로 표현하는 의사소통의 방법'으로 정의됨.

아프가(Apgar) 점수 : 심박수, 호흡 노력, 근육긴장도, 피부색, 그리고 콧구멍을 도관으로 자극한 반응을 객관적으로 점수화하여 각각 0점, 1점, 또는 2점으로 점수를 매김. 아프가점수 만점인 10점은 신생아가 최상의 건강 상태라는 것을 의미하며, 아프가점수 0점에서3점 사이의 신생아는 즉각적인 소생술이 필요함.

외래치료 : 입원이나 거주 간호까지는 필요하지 않지만 정신 건강 자원이 부족한 사람들에게 치료적 개입을 제공함. 외래치료는 정신과 상담의 필요 여부에 관한 초기 평가를 제공하고, 집중적 치료를 마친 개인들에게는 후속 지원을 제공한다는 이점이 있음. 치유와 성장을 위해 요구되는 행동에 헌신할 의지가 있는 사람들에게 적합함.

외상후 스트레스 장애 : 목숨을 위협하는 사건(예: 전쟁, 자연재해, 테러사고, 심각한 사고 혹은 강간 같은 폭력적인 개인 공격)을 경험하거나 목격한 후 일어나는 정신과적 장애. 대부분의 외상 생존자는 조금 지나면 정상으로 돌아온다. 그러나 어떤 사람들은 원래대로 되지 않거나 시간이 갈수록 나빠지는 스트레스 반응을 경험하며, 외상 후 스트레스장애가 발생할 수 있다. 외상 후 스트레스장애가 있는 사람들은 종종 악몽과 회상을 통한 사건의 재생, 잠들기 어려움, 비현실감 및 고립감 등을 경험하는데, 이런 증상들은 사람의 일상 생활에 중요한 손상을 일으킬 정도로 충분히 심하고 오래 지속될 수 있음.

외상후 스트레스장애는 명백한 생물학적 변화뿐만 아니라 심리학적 증상도 포함함. 외상후 스트레스장애는 흔히 우울증, 약물남용, 기억 및 인지문제, 다른 신체적 정신적 건강문제와 같은 연관된 장애와 흔히 함께 존재하여 복잡해질 수 있음. 또한 이 장애는 직업적 불안정성, 부부 문제와 이혼, 가족 불화, 양육의 어려움 등 사회적 또는 가족 내 일상의 기능을 손상시킴.

의원성 : 의사가 하거나 말한 어떤 것에서 의도적이지 않게 야기된 증상이나 질병.

이중 에너지 X선 흡수 계측법(dual-energy X-ray absorptiometry, DEXA) : 골밀도를 측정하기 위해 현재 가장 광범위하게 사용되는 방법. 이 계측법을 사용한 연구에서 골다공증이 있는 사람들은 나이가 같은 정상인에 비해 골밀도가 상당히 낮다는 사실이 밝혀짐. 뼈 강도는 흔히 골 무기물 밀도로 추정됨. 따라서 수치가 낮다면 기준 골밀도 수치에 비교하여 골절 위험을 예측할 수 있음.

장관 양양법(튜브 영양법) : 문자 그대로 위장관을 통한 영양분(음식, 경구 보충제와 모든 종류의 튜브 영양)의 전달. 가장 흔히 사용되는 장관 영양법의 통로는 코위영양관임.

재급식 증후군 : 영양실조였던 환자가 고열량 식사를 할 때 발생. 결과로 인, 마그네슘, 칼륨이 빠르게 감소함. 위험군은 만성알코올중독자, 신경성 거식증 환자, 7~10일간 먹지 않은 환자, 만성적인 영양실조 환자임. 재급식은 심각한 문제와 치명적인 심장 부정맥 혹은 간질발작을 일으킬 수 있음.

전자간증 : 임신과 산후 시기 중에 일어나며 산모와 태아에게 영향을 주는 질병. 전체 임신의 적어도 5~8%에서 나타나며, 높은 혈압과 단백뇨로 특징지어지고 빠르게 진행됨. 부종, 빠른 체중 증가, 두통과 시야 변화는 중요한 증상이다. 그러나 질병이 빠르게 진행되고 있어도 증상이 거의 없는 여성도 있음. 전형적으로 전자간증은 임신 20주 이후에 나타남.

정신역동학 : 마음, 성격, 또는 정신의 다양한 부분들이 정신적, 감정적, 동기적 힘과 관련하여 어떻게 상호작용하는지에 대한 심리학적 공부. 특히 무의식적 수준에서 어떻게 작용하는지를 다룸. 정신역동적 치료는

선천적인 감정의 힘이나 진행이라는 개념을 사용하여 행동이나 정신상태를 설명 또는 해석하려고 노력함.

주의력결핍 과잉행동장애(ADHD) : 일부 연구자들에 의해 신경학적 장애로 간주되는 주의력결핍 과잉행동장애는 대개 소아기에 진단되며 과잉행동성, 잘 잊어버림, 충동조절의 어려움, 산만함 등의 증상으로 나타남. 아동과 어른 모두에서 주의력결핍 과잉행동장애가 있을 수 있으며 인구의 3~5%에서 나타남.

토파막스 : Topiramate라고도 알려져 있으며, 원래는 간질 발작에 사용되지만 폭식장애와 대식증에서도 어느 정도의 효능을 보임.

포만 : 라틴어 satietas, satis에서 유래되었으며 '충분함'을 의미. 신체적 포만감보다는 심리적 포만감을 의미함.

해로운 : 누군가에게 혹은 무엇에게 위험하거나 해로운 영향을 미치는.

향정신약물 : 정신에 영향을 미칠 수 있는 약물. 예를 들어 정신과 장애를 치료하는데 사용되는 약물.

효율성(efficacy) : 기대되는 만큼의 효과를 내는 능력. 의학적 장면에서 효율성은 특정 개입(예: 약물 복용, 수술, 또는 대중적 건강법)의 치료적 효과가 적절한지 여부를 나타냄. 여기에서 '적절하다' 함은 해당 개입의 치료적 효과가 적어도 임상 연구에서 비교되는 다른 종류의 개입의 치료적 효과만큼 좋다는 것을 뜻함. 예를 들어 '효율성 있는 백신'은 적절한 비율의 노출된 개인들에게서 특정 질환을 예방하거나 치료하는 능력이 있다는 것을 뜻함. 엄밀한 역학적 언어로 말하자면 효율성(efficacy)은 임상 연구에서 특정 개입의 영향력을 뜻하며, 실제 세계에서의 영향력을 뜻하는 효과성(effectiveness)과 구별됨.

역 자 약 력

김 봉 석

- 서울대학교 의과대학 졸업
- 인제대학교 의과대학 상계백병원 교수

김 혜 영

- University of Auckland 심리학과 및 연세대학교 대학원 심리학과 졸업
- 인제대학교 의과대학 상계백병원 임상심리 레지던트

100문 100답

식 이 장 애

초판 인쇄일 • 2010년 7월 10일
초판 발행일 • 2010년 7월 20일

저　　자 • Carolyn Costin, LMFT, MA, MEd
역　　자 • 김봉석 · 김혜영
발 행 인 • 오 무 근
편　　집 • 이레아트
마 케 팅 • 임 진 만

도서출판 하나의학사
주　　소 • 서울시 종로구 홍파동 13-4 한솔빌딩 1층
등록번호 • 제 2-541호(1988. 4. 1)
전　　화 • (02)730-2555, 2556
팩　　스 • (02)730-2557
E-mail • hanampc@yahoo.co.kr

정가 16,000원

ISBN 978-89-92141-53-6-93510